家庭对症养生

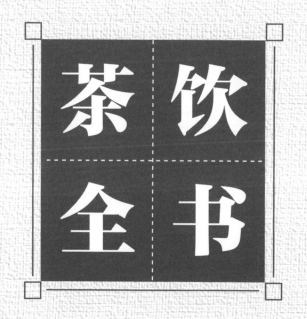

茶饮全书

双福　赵峻　主编

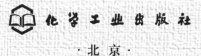
化学工业出版社
·北京·

内容简介

茶在我国历史悠久，爱好者众多，适合各年龄段人群饮用，而且茶的功效显著，能够很好地预防疾病和减轻病症，适合家庭养生、保健、瘦身、养颜。本书选择家庭中常见的茶叶、中药等，按照读者最为关注的保健方式进行分类，以喜好茶饮的读者为主要对象，以家庭实用为核心，讲解了各种养生茶饮的制作方法、功效及适用人群，图文并茂，实操性较强，可使读者轻松喝上养生保健茶饮。

图书在版编目（CIP）数据

家庭对症养生茶饮全书 / 双福，赵峻主编. —北京：化学工业出版社，2024.6
ISBN 978-7-122-45476-8

Ⅰ.①家… Ⅱ.①双… ②赵… Ⅲ.①茶叶 - 食物养生
Ⅳ.①R247.1

中国国家版本馆 CIP 数据核字（2024）第 080531 号

责任编辑：满孝涵　　　　　　　　文字编辑：李平
责任校对：李雨函　　　　　　　　装帧设计：双福 SF 文化·出品　www.shuangfu.cn

出版发行：化学工业出版社（北京市东城区青年湖南街13号　邮政编码 100011）
印　　装：北京缤索印刷有限公司
710mm×1000mm　1/16　印张10¼　字数151千字
2025年1月北京第1版第1次印刷

购书咨询：010-64518888
售后服务：010-64518899
网　　址：http://www.cip.com.cn

定　　价：59.80元

前　言

　　中医药文化是中国传统文化之一。中医药可使人们少生病，也可治未病。中医药养生保健其实早就渗透于我们的日常生活中，药食同源的药材也正在被广泛使用。比如，人参煲鸡汤增强体力，百合银耳羹美容养颜，薏米山药粥健脾又养胃，菊花枸杞茶清肝也明目等。这些都逐渐成为寻常百姓家的一粥一饭，一汤一饮。

　　中国茶文化亦是中国传统文化之一。如果将中医药文化与中国茶文化相结合，是不是会相得益彰，彼此增辉添彩？

　　随着社会的快速发展，科学技术的日新月异，人们生活、工作的压力也逐渐增大，常出现亚健康状态，比如咳嗽、头痛、失眠等。但工作如山，时间如金，如何在家就能缓解身体的不适呢？

　　其实家庭对症养生茶饮就是个不错的选择。不需要多么华贵的器皿，也不用多么精美的工具。一点茶叶，几种常用的中药材，泡一泡，煮一煮，身体的不适就可能消弭于无形。养生茶饮，正是利用茶+养生中药材的"最佳组合"，使人们不仅可以放松心情，从工作、生活的压力中解脱出来，还可以对健康有所助力。

　　本书以家庭实用为核心，讲解各种养生茶饮的制作方法以及茶饮功效，希望大家通过本书了解养生茶饮，在家轻松养生保健。但因人们的个体差异，或者对药材的敏感性不同，养生茶饮需要对症使用，同时最好不要长期饮用，如有不适，需及时停用。建议养生茶饮在医师、药师指导下合理搭配，合理使用。

编者

2024年8月

目 录

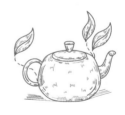

✚ 第四章 · 分人茶饮，保养身体

女性适宜的保健茶

男性适宜的保健茶

第五章 · 方便茶饮，养生茶包对症饮

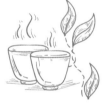

✚第六章·降火凉茶，对症辅助防治

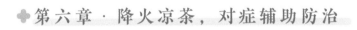

第一章

茶叶的秘密

《茶经》上说：「茶之为饮，发乎神农氏，闻于鲁周公。」传说神农以茶解百草之毒，伴随人类对茶认知的不断加深，至今，茶已经成为重要的养生保健之品。

养生保健茶的由来与发展

泡茶本是一件很简单的事情，简单得只要两个动作就可以了：放茶叶、倒水。但是在茶道中，那一套仪式又过于复杂或是过于讲究了，普通人群一般不会把日常的这件小事搞得如此复杂。

事实上，中国茶道并没有仅仅满足于以茶修身养性的发明和仪式的规范，而是更加大胆地去探索茶饮对人类健康的作用，创造性地将茶与中药等多种天然原料有机地结合，使茶饮在医疗保健中的作用得以大大地增强，并使之获得了一个更大的发展空间，这就是中国茶道最具实际价值的方面，也是千百年来一直受到人们重视和喜爱的原因。

中国制作保健茶的历史悠久，据史料记载，西汉以前，就在冲泡茶饼时加入葱、姜、橘等配料，喝了这种茶可醒酒提神。这是关于保健茶起源的最早记载。保健茶发展于唐宋时期，盛行于明清时期，并已有保健茶的专篇，现在沿用的许多方剂就是在那时收集的，明代著名医药学家李时珍的《本草纲目》等都有相关记载，清代宫廷中饮保健茶已成为王公贵族的风尚。历代医家也在长期临床实践中积累了运用保健茶治病的丰富经验。

新中国第一部国家药典《中华人民共和国药典》（1953 年版）附录中登载了一般保健茶的制法和要求，为保健茶的发掘起到了一定的促进作用。《中药大辞典》及专著、民间方集等刊载了数量可观的保健茶方。现在相当一部分保健茶都是在发掘古代验方的基础上研制而成的。

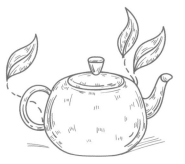

20 世纪 80 年代以来，随着茶叶营养、保健作用的科学揭示，保健茶的研究与生产也随之兴起，而且迅速发展。其开发速度之快、数量之大、品种之多、效益之高，都是前所未有的。

煲好一壶养生保健茶

《 保健茶的煲茶法 》

煲茶法是指茶入水烹煮之法。煲茶要求器、茶、水、火"四合其美"。

1. 选好器皿

煮保健茶以陶瓷器皿为最佳选择，一是陶瓷性质稳定，在保健茶煎煮过程的复杂化学反应中，不会"干扰"各种植物之间的相互合成和分解，煎出的茶汤质量好。二是陶瓷的传热性能缓和，受热均匀，保温性好。

2. 先浸泡再煎煮

保健茶煎煮前宜用清水浸泡。这是因为纯天然植物含有淀粉和蛋白质，如果不用清水浸泡而直接用大火煎煮，不能使植物里面的有效成分释出，从而影响保健茶的功效。

小贴士：药茶的浸泡时间

以植物的花、叶、草为主的保健茶宜浸泡20分钟左右，以植物的根茎、种子、果实为主的保健茶则应浸泡1小时。夏天温度较高，植物易于吸水膨胀，浸泡时间可稍短；冬天温度较低，植物干硬，浸泡时间可稍长。

---

3. 用水需适量

中国古代对煎药用水十分讲究，就现代人的实际情况来说，凡生活上可供饮用的纯净、无杂质的水都可以用来煎煮保健茶。至于用多少水来煲、煮保健茶，这一操作很难做到十分精确，通常将1份保健茶全部置于器皿内摊平，然后加水没过保健茶的2～3厘米（约一指节）为宜。

4. 掌握好火候

煎煮保健茶的火候有"文火"（小火）和"武火"（大火）之分。煎煮保健茶一般采用"先武后文"，即先用武火煮沸，然后用文火保持微沸状态，以免药汁溢出或煮煳。

泡茶法是指茶入水冲泡之法，茶具简单，泡法自由，兼顾"美"和"雅"。

❶ 赏茶＋温壶

赏茶： 将茶罐中的茶直接倒入茶荷中（一种盛茶的专用器皿，类似小碟），观看茶形，闻取茶香。

温壶： 将热水冲入壶中至半满，再将壶内的水倒入茶池中。

❷ 置茶＋温润泡

置茶： 将茶荷的茶叶拨入壶中。

温润泡： 注水入壶到满为止，盖上壶盖后立即将水倒入公道杯中，将公道杯中的水倒入茶盅中，以提高杯的温度，有利于更好地泡制茶叶。

❸ 泡茶

将适温的热水冲入壶中，泡茶时间及所泡次数以所泡茶叶的品质而定。

❹ 倒茶＋分茶

倒茶： 将茶汤倒入公道杯中。

分茶： 将公道杯的茶汤倒入茶杯中，以七分满为宜。

养生保健茶"会喝"更有效

《 保健茶应该什么时候喝 》

因为保健茶是取药食同源的纯天然植物，所以饮保健茶与饮服中药的时间要求比较相似。中医对服药时间较为注意，《汤液本草》中说："药气与食气不欲相逢，食气稍消则服药，药气稍消则进食，所谓食前食后盖有义在其中也。"也就是说保健茶不宜与食物同时饮用，二者必须相隔一段时间，等食物消化后再饮保健茶，或等保健茶被吸收后再进食。根据中医学理论的原理，以两餐之间饮用保健茶较为适宜，即以上午 10 点和下午 3 点为宜。但古语云："是药便有三分毒。"除通便、驱虫的保健茶外，一般的保健茶宜饭后 1 小时饮用。因为饭前胃空，有的保健茶有寒凉之性，对胃黏膜或多或少都有点儿刺激，而饭后饮用则可减轻药物对胃肠道的刺激，亦可借助"饭气"载药上行，尤适宜于病位在胸膈以上的亚健康症状，如感冒、咳嗽、头痛、失眠等。

《 喝保健茶的温度如何掌握 》

一般保健茶以"温饮"为宜，"温饮"是将煎好的保健茶放至不冷不热时饮用。这样既可减少某些药物的副作用，又可减轻药物对胃肠道的刺激。但一些热性的急症、重症，如化脓性扁桃体炎、肺炎、尿路感染等出现的高热则宜"冷饮"。"冷饮"就是将煎好的保健茶汤放冷后再饮。其实，无论"温饮""冷饮"都应根据自己的身体状况和病症情况需要而定，不可单纯拘泥于"冷饮"或"热饮"。

第二章

原茶提升身体自愈力

中国茶的种类繁多，历史悠久，按照初加工方法和叶面颜色的不同可分成绿茶、红茶、乌龙茶（青茶）、白茶、黄茶和黑茶（普洱茶）六大类别。这六种茶发酵程度不同，口感、营养也各有不同，每种茶均可与适宜的药材相搭配。

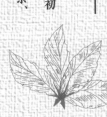

原汁绿茶

饮用方法：频饮。

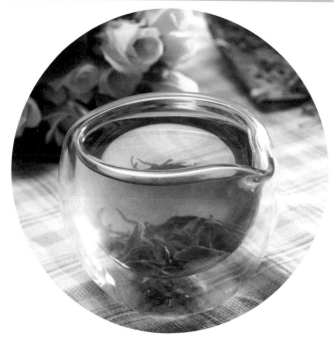

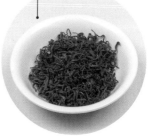

原料

绿茶 10 克。

🍵 制作

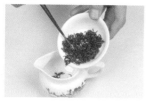

1. 将绿茶放入茶壶中。

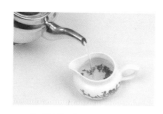

2. 在茶壶中冲入开水。

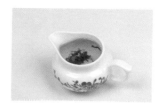

3. 冲泡3分钟后饮用即可。

·茶言·

　　绿茶是中国历史上应用最久远的茶品，它已成为清热解暑、健身养生的必备饮品。

·功效·

　　绿茶含强效的抗氧化剂、茶多酚以及维生素C，能抗辐射、清除体内的自由基，改善人的暴躁情绪。

碧螺春茶

饮用方法：频饮。

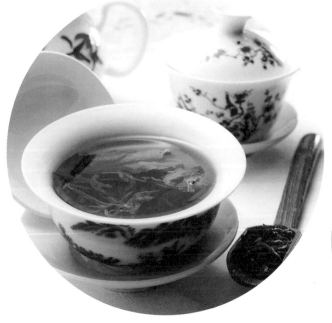

原料

碧螺春 3 克。

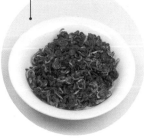

制作

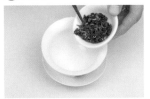

1. 将碧螺春放入茶杯中。

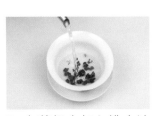

2. 在茶杯中加入沸水冲泡5分钟。

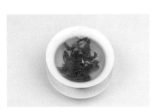

3. 待茶叶慢慢展开后饮用即可。

·茶言·

洞庭碧螺春是中国十大名茶之一，属于绿茶类，产于太湖洞庭山，茶条索纤细，卷曲成螺，满披茸毛，色泽碧绿。冲泡后，味鲜生津，清香芬芳，汤绿水澈，叶底细匀嫩。

·功效·

常饮碧螺春茶，能抗菌、防辐射，这款茶特别适合办公室一族饮用，长期饮用更可预防衰老。

9

盐绿茶

饮用方法：频饮。

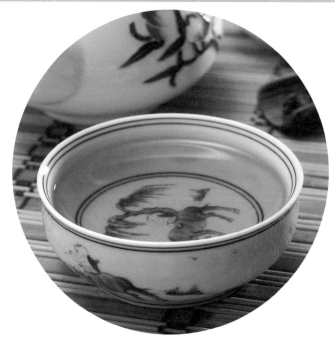

原料

绿茶 3 克，盐 1 克。

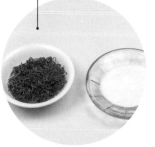

🍵 制作

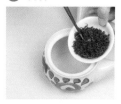

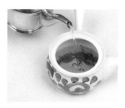

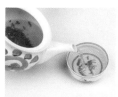

1. 在茶壶中放入绿茶。

2. 在茶壶中放入盐。

3. 在茶壶中冲入适量开水。

4. 冲泡7分钟后饮用即可。

·茶言·

绿茶具有清新、雅逸的天然特性，能静心、静神；盐味咸、性寒，加入绿茶中饮用，能增加绿茶的抗病保健功效，可以让绿茶的口感更清新。

·功效·

在绿茶中加入盐，能补心润燥、降火化痰、消肿止痛、利咽、去除口气，有助于缓解伤风微咳、咽喉肿痛、牙龈发炎、双目红肿等病症。

枸杞绿茶

饮用方法：每日1剂，频饮。　　注意：最好在白天饮用，以免影响睡眠。

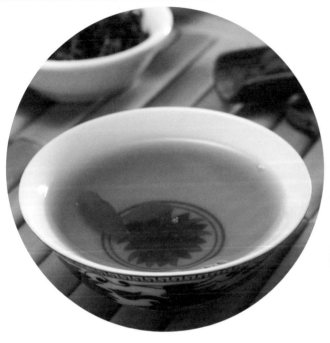

原料

绿茶、枸杞子各10克。

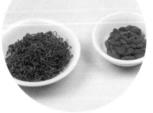

🌱 制作

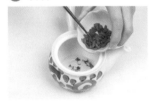

1. 将绿茶、枸杞子放入茶壶中。

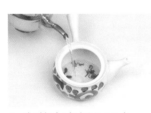

2. 在茶壶中倒入开水。

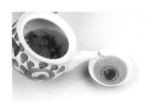

3. 冲泡3分钟后饮用即可。

·茶言·

　　枸杞子中含有丰富的营养，擅长明目，所以俗称"明眼子"；绿茶中含有叶绿素，有降低血液中胆固醇含量的作用。二者搭配，能增加绿茶的保健功效，提高机体免疫力。

·功效·

　　枸杞子搭配绿茶冲泡，能补气强精、滋补肝肾、止消渴，久食更有延缓衰老、延年益寿的效果。

山楂绿茶

饮用方法：每日1剂，分3次服饮。

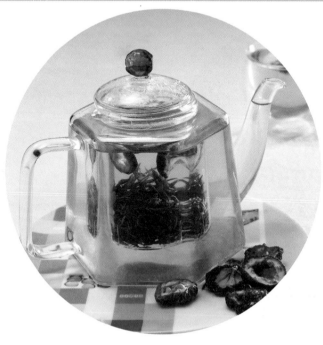

原料

山楂片 25 克，绿茶 2 克。

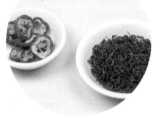

🍵 制作

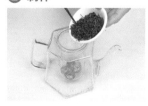

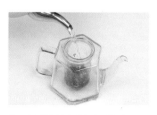

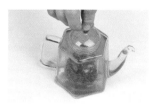

1. 将山楂片、绿茶置于茶壶中。

2. 在茶壶中冲入沸水。

3. 盖盖，泡5分钟后饮用即可。

·茶言·

山楂具有很丰富的营养和药用价值。山楂除鲜食外，还可制成山楂干、山楂片、果丹皮、山楂糕、红果酱、果脯、山楂酒等。

·功效·

山楂搭配绿茶，能开胃、助消化、去油腻、扩张血管、增加血流量，增加绿茶的保健功效，增强机体免疫力。

芦根甘草绿茶

饮用方法：每日1剂，多次服饮。

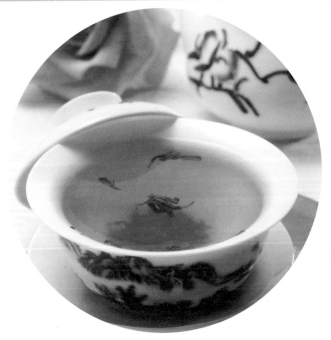

原料

芦根 15 克，甘草 5 克，绿茶 2 克。

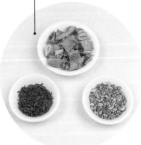

制作

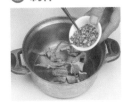

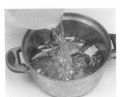

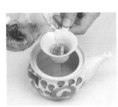

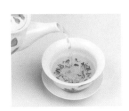

1. 将芦根、甘草置于锅中。

2. 在锅中添入适量水，煎沸10分钟。

3. 过滤，取汁。

4. 冲入绿茶，冲泡3分钟即成。

茶言

芦根为芦苇的根茎，干芦根呈压扁的长圆柱形，表面有光泽，黄白色，节部较硬，显红黄色，节间有纵皱纹。质轻而柔韧，不易折断，味微甘。

功效

甘草，气微味甜，是一味补益中草药，能清热解毒，祛痰止咳；芦根性寒、味甘，能清热生津、除烦、止呕、利尿。二者搭配绿茶饮用，具有辅助祛火清火、消炎、平喘止咳的功效。

橘红绿茶

饮用方法：每日1剂，频饮。

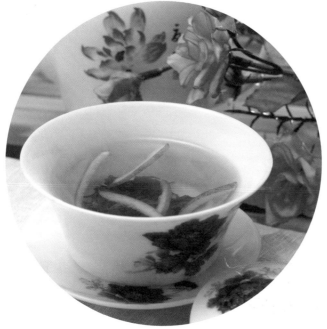

原料

橘红 6 克，绿茶 3 克。

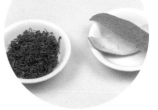

制作

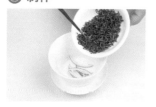

1. 将橘红、绿茶置于杯中。

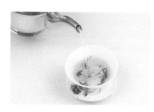

2. 在杯中冲入沸水。

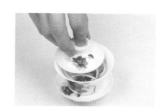

3. 盖盖，泡5分钟后饮用即可。

·茶言·

橘红指去橘络后的橘皮，是在橘子成熟时采摘，剥取果皮，去掉橘皮内部白色部分后，晒干制成的。

·功效·

橘红理气调中，燥湿化痰；绿茶清热消食，利尿化痰。二者搭配冲泡，理气调中，对祛湿有很好的效果。

银耳绿茶

饮用方法：每日1剂，分3～4次服饮。

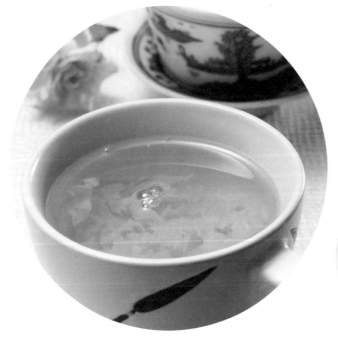

原料

银耳 20 克，绿茶 5 克，
冰糖适量。

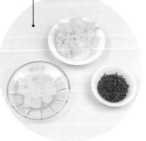

制作

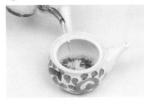

1. 将茶叶加开水冲泡5
分钟，取汁。

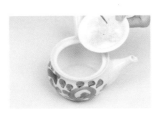

2. 将银耳泡发后洗净，
加水、冰糖炖熟。

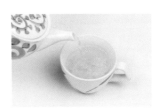

3. 加入茶叶汁拌匀即可。

·茶言·

银耳性平，味甘、淡、无
毒。它既是名贵的营养滋补佳
品，又是扶正强壮的补药。历代
皇家贵族都将银耳看作是"延年
益寿之品""长生不老良药"。

·功效·

银耳有补脾开胃、益气清肠
的作用，搭配绿茶、冰糖，能增强
人体免疫力、滋阴润肺、止咳化
痰，尤其适宜咽喉不适者饮用。

荞麦蜂蜜绿茶

饮用方法：每日1剂，多次温服。

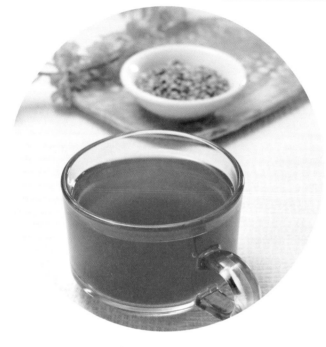

原料

荞麦 20 克，绿茶、蜂蜜各 6 克。

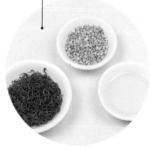

制作

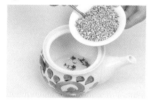

1. 将荞麦、绿茶置于茶壶中。

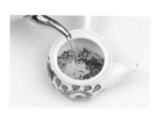

2. 在茶壶中冲入沸水。

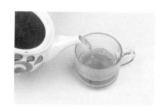

3. 冲泡5分钟，过滤盛出，调入蜂蜜即可。

·茶言·

荞麦又称"三角麦""乌麦""花荞""荞子""胡荞麦"等。

·功效·

荞麦有"消炎粮食"之称，有消炎、止咳、平喘、祛痰的功效；搭配绿茶饮用，能清热祛火、平喘。

枣绿茶

饮用方法：每日频饮。

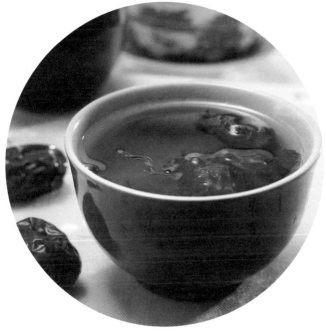

原料

绿茶5克，红枣10克。

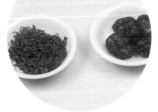

🫖 制作

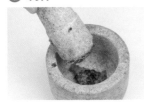

1. 将红枣去核捣成泥。

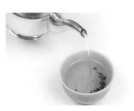

2. 将绿茶置于杯中，加沸水冲泡5分钟。

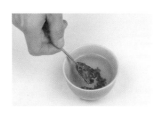

3. 在杯中加入枣泥拌匀即可。

·茶言·

　　红枣又名"大枣""良枣"等，营养丰富。其营养成分主要有水分、蛋白质、脂肪、糖类、膳食纤维等，有"天然维生素C库"的美称。

·功效·

　　中医认为，红枣味甘性平，具有补益脾胃、滋阴养血、宁心安神、缓和药性的功效，搭配绿茶饮用，能健脾补虚、甘温益气，适用于体虚者。

17

原汁红茶

饮用方法：每日1剂，频饮。

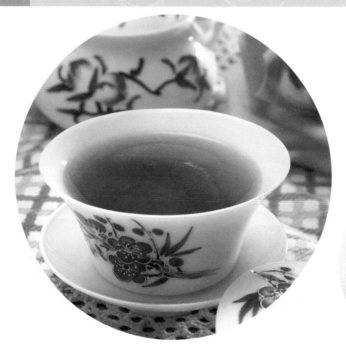

原料

红茶 3 克。

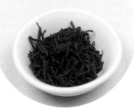

制作

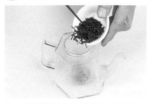

1. 将茶壶与茶杯用热水烫过，将红茶置于茶壶中。

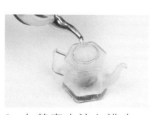

2. 在茶壶中注入沸水，盖盖。

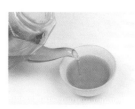

3. 将茶叶冲泡3～5分钟后，待茶叶绽开、不再翻滚时，倒出即可。

·茶言·

红茶是一种全发酵茶，经过采摘、萎凋、揉捻、发酵、干燥等步骤制作而成。茶汤呈深红色，味道香甜、醇厚。

·功效·

红茶甘温，具有提神消疲、健胃整肠助消化、利尿、消炎杀菌、防蛀、去油腻、延缓老化、降血糖、抗辐射、美容等功效。

姜红茶

饮用方法：每日1剂，饭后饮服。

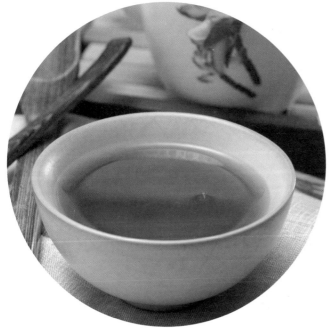

原料

红茶 5 克，生姜适量。

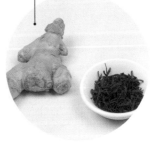

🫖 制作

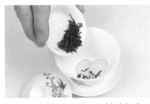

1. 将生姜切片，将姜片、红茶置于杯中。

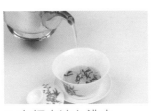

2. 在杯中冲入沸水。

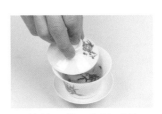

3. 盖盖，泡3分钟后饮用即可。

🍵 茶言

红茶是一种全发酵茶，经过采摘、萎凋、揉捻、发酵、干燥等步骤制作而成。茶汤呈深红色，味道香甜、醇厚。

🍵 功效

中医认为生姜具有提神醒脑、发汗解表、温中止呕的功效，搭配红茶饮用，可促进消化、解毒杀菌，强健身体。

黄芪红茶

饮用方法：每日1剂。

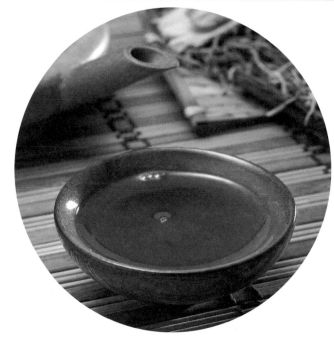

原料

黄芪 15 克，红茶 3 克。

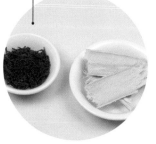

🍵 制作

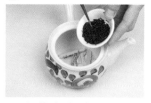
1. 在茶壶中放入黄芪、红茶。

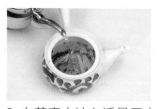
2. 在茶壶中冲入适量开水。

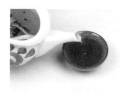
3. 泡约15分钟，滤出饮用即可。

·茶言·

　　黄芪，又名"黄耆"，中药材黄芪为豆科植物蒙古黄芪或膜荚黄芪的干燥根，黄芪迄今已有2000多年的药用历史。

·功效·

　　黄芪味甘，能补中益气、固表敛汗、利水消肿等，搭配红茶饮用，适用于脾胃虚弱、自汗盗汗等患者饮用。

桂花红茶

饮用方法： 每日1剂，代茶频饮。

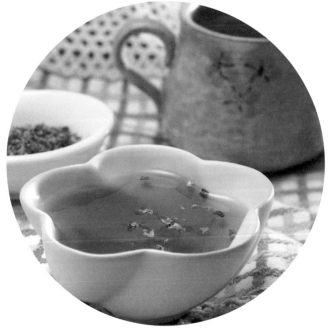

原料

桂花 3 克，红茶 5 克。

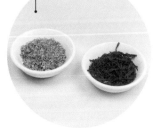

制作

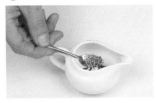

1. 将桂花、红茶置于茶壶中。

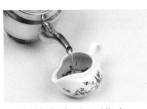

2. 在茶壶中冲入沸水。

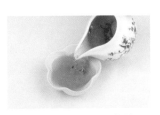

3. 冲泡3分钟后倒出饮用即可。

·茶言·

桂花又名"月桂""木犀"，芳香四溢。文献中最早提到桂花是战国时期的《山海经·南山经》，谓"招摇之山多桂"。

·功效·

桂花具有止咳化痰、养生润肺之功效，搭配红茶饮用，能提升红茶的保健功效，可排毒轻身、清新口气、养胃，对口臭、纳呆、牙痛患者很有帮助。

21

原汁乌龙茶

饮用方法：每日1剂，频饮。

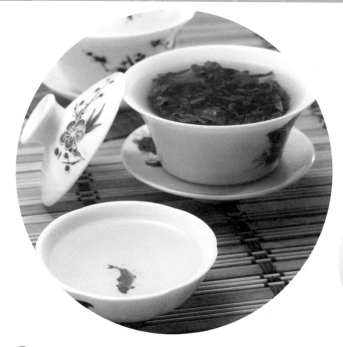

原料

乌龙茶5克。

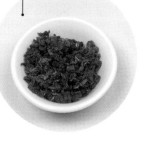

🍵 **制作**

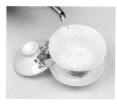 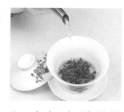 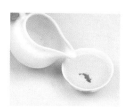

1. 将茶壶、茶杯用开水淋洗。

2. 将乌龙茶置于杯中。

3. 在杯中缓缓浇入沸水后，将水倒出，然后再冲入沸水，盖盖。

4. 30秒后倒入茶杯中饮用即可。

·茶言·

乌龙茶属于我国六大茶类之一，为半发酵茶，介于绿茶、红茶之间，按照生产地域可分为武夷岩茶、安溪铁观音、广东凤凰单丛、台湾高山乌龙等多种。

·功效·

乌龙茶品尝后齿颊留香，回味甘鲜。它的作用突出表现在分解脂肪、减肥健美等方面。在日本，乌龙茶被称为"美容茶""健美茶"。

蜜青茶

饮用方法：每日1剂，饭后饮。

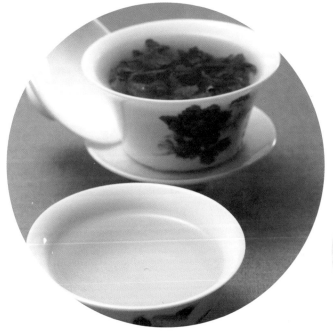

原料

乌龙茶 3 克，蜂蜜适量。

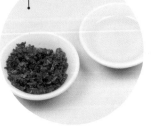

制作

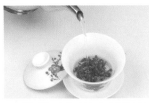

1. 将茶叶加开水冲泡5分钟。

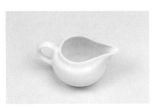

2. 过滤取茶汤。

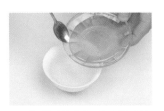

3. 在茶汤中加入适量蜂蜜即可。

·茶言·

蜂蜜，是昆虫蜜蜂从开花植物的花中采得的花蜜在蜂巢中酿制的蜜。蜂蜜的成分除了葡萄糖、果糖之外还含有各种维生素、矿物质和氨基酸。

·功效·

蜂蜜中含有改善血液循环的成分，搭配乌龙茶饮用，能改善脾胃功能、止渴养血、润肺益肾，对脾胃功能差、便秘、心血管疾病很有益。

23

原汁白茶

饮用方法：每日1剂，频饮。

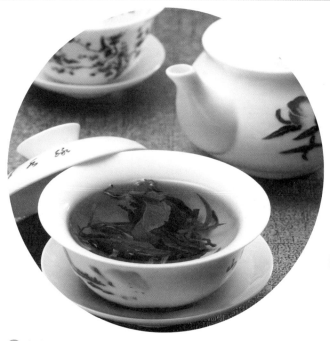

原料

白茶 10 克。

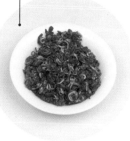

制作

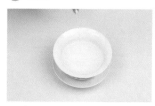

1. 将盖碗用开水烫洗。

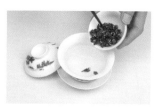

2. 在盖碗中注入约三分满的开水，放入白茶。

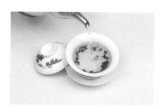

3. 冲水至七分满即可。

·茶言·

　　白茶是我国的特产。它加工时不炒不揉，只将细嫩、叶背满茸毛的茶叶晒干或用文火烘干，而使白色茸毛完整地保留下来。白茶有银针、白牡丹、贡眉、寿眉几种。

·功效·

　　夏天经常喝白茶的人，很少中暑。中医认为，白茶性凉，具有退热降火之功效。其滋味鲜醇可口，饮后令人回味无穷。专家认为，这是因为白茶中含有多种氨基酸，具有退热、祛暑、解毒的功效。

原汁黄茶

饮用方法：每日1剂，频饮。

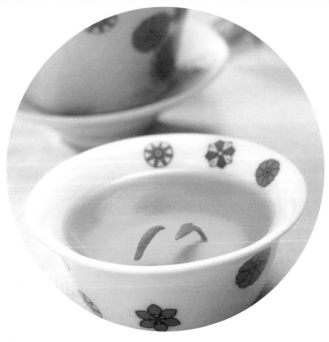

原料

黄茶 5 克。

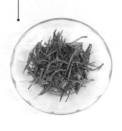

制作

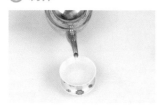

1. 用开水预热茶杯。

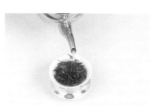

2. 茶杯中放入黄茶，注入70℃左右的水，冲至七八分满。

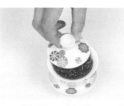

3. 盖盖，冲泡10分钟后，滤出即可。

· 茶言 ·

炒青绿茶时，由于杀青、捻后干燥的不足或不及时，产生了黄茶。黄茶的特点是黄叶黄汤，可分为黄芽茶、黄小茶和黄大茶三类。

· 功效 ·

黄茶性寒，功效也与绿茶大致相似，不同的是口感，绿茶清爽，黄茶醇厚。黄茶适合体质偏热、胃火旺、精力充沛的人饮用。

原汁普洱茶

饮用方法：每日1剂，频饮。

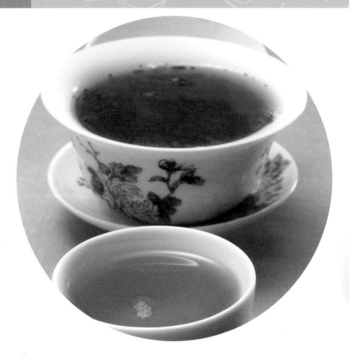

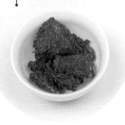

原料

普洱茶 5 克。

🍵 制作

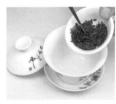

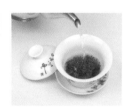

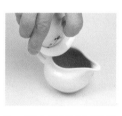

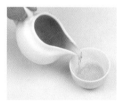

1. 将普洱茶置于茶杯中。

2. 加热水冲泡15秒钟，弃掉茶汤；再次注水。

3. 约3分钟后滤出至公道杯中。

4. 用公道杯将茶汤注入茶杯中即可。

·茶言·

普洱茶的基本工艺流程是杀青、揉捻、渥堆、干燥。因一般原料较粗老，加之制作过程中往往堆积发酵时间较长，故叶色油黑或黑褐，故称"黑茶"。

·功效·

普洱茶茶性温和，可以降血脂、减肥、解油腻、清热、消暑。最新研究发现，普洱茶中含有抑菌成分，常饮用能杀灭口腔中的有害菌。

菊花普洱茶

饮用方法：每日1剂，频饮。

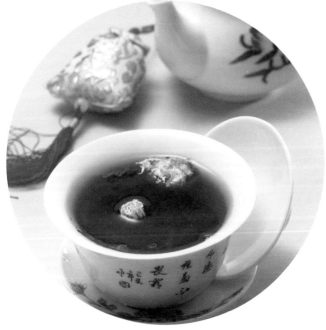

原料

干菊花、普洱茶各 3 克。

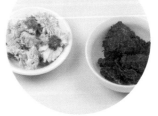

制作

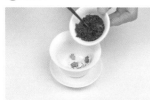

1. 将菊花、普洱茶置于茶杯中。

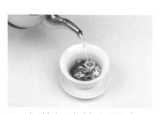

2. 在茶杯中注入开水，约10秒钟后倒掉茶水。

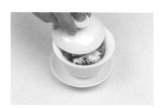

3. 再注入开水，盖盖约1分钟后即可。

·茶言·

菊花品种繁多，毫菊、滁菊、贡菊和杭菊并称四大名菊。菊花栽培历史悠久，中国历代都有关于菊花品种的菊谱。

·功效·

菊花性微寒、味甘，具有散风热、平肝明目之功效。搭配普洱茶，能提升其保健功效，是促进消化、提升食欲的佳饮。

27

第三章

四季茶饮，因时调养

『春生、夏长、秋收、冬藏』是四季的特点，遵循自然规律，根据五行学说（木生火、火生土、土生金、金生水、水生木）和药食同源的道理，茶饮也应分四季。除了常见的『春饮花茶、夏饮绿茶、秋饮青茶、冬饮红茶』之外，适时搭配，可最大程度发挥茶这一养生佳品的功效，融健身、防病、保健于一体。

金银花原汁茶

饮用方法： 每日1剂，代茶频饮。

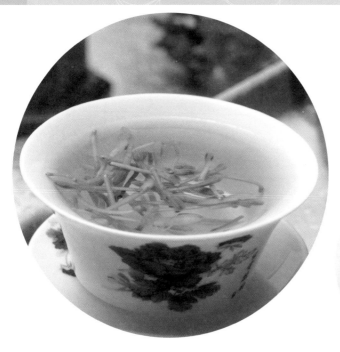

原料

金银花 10 克。

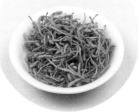

🌐 制作

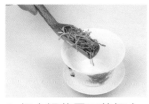

1. 把金银花置于茶杯中。

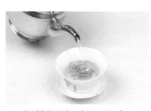

2. 在茶杯中冲入开水。

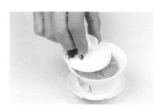

3. 盖盖，5分钟后饮用即可。

🍃 ·功效·

金银花性寒、味甘、气味芳香，甘寒清热而不伤胃。冲泡饮用，能清热解毒、疏利咽喉，可预防和辅助治疗病毒性感冒等疾病。

🍃 ·注意·

春季保健应顺应自然，遵循养阳防风的原则。饮茶时要注意保护体内的阳气，凡有损阳气的情况都应避免。

冰糖木蝴蝶饮

饮用方法：代茶频饮。

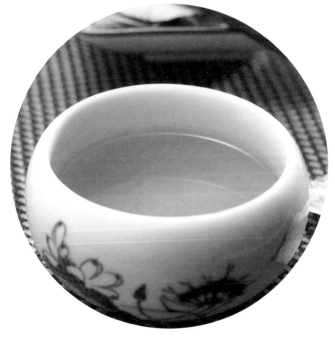

原料

木蝴蝶、大青叶各
3克，冰糖适量。

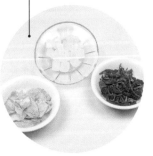

制作

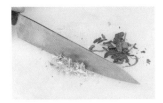

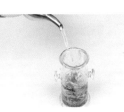

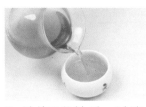

1. 将木蝴蝶、大青叶切碎。

2. 将木蝴蝶、大青叶、冰糖放入茶杯中，冲入沸水。

3. 冲泡3分钟后，过滤盛出即可。

·茶言·

　　木蝴蝶为蝶形薄片，除基部外三面延长成宽大菲薄的翅。它的表面呈浅黄白色，翅呈半透明状，有绢丝样光泽，上有放射状纹理，边缘多破裂。

·功效·

　　冰糖木蝴蝶茶清热解毒、利咽，适宜春季保健。大青叶味微酸、苦、涩，能清热解毒；搭配木蝴蝶饮用，对咽喉肿痛有辅助治疗的作用。

姜片茶

饮用方法： 每日1~2剂，代茶频饮。

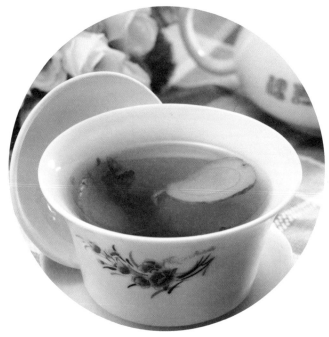

原料

绿茶5克，生姜适量。

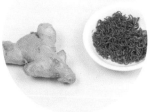

🍵 **制作**

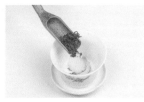

1. 生姜切片，将茶叶、生姜置于茶杯中。

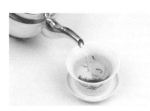

2. 在茶杯中冲入沸水。

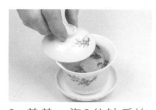

3. 盖盖，泡3分钟后饮用即可。

·功效·

生姜辛温，属热性食物，搭配茶冲泡，能温中利湿、涩肠止痢，可助脾胃运化，对肝脏有较好的保健作用。

·注意·

中医认为"肝与春气相应"，春季最适合养肝，同时也是肝病容易发生的季节，所以春季应注意肝的养生保健。

陈皮姜茶

饮用方法：每日1剂，分3～4次服饮。

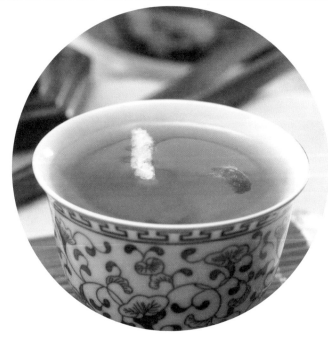

原料

陈皮20克，生姜片10克，甘草、春茶各5克。

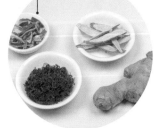

🍵 制作

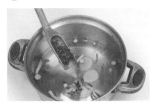

1. 在锅中添入水，放入陈皮、姜片、甘草、春茶煮开。

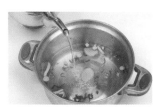

2. 再加入适量凉水，再次煮开。

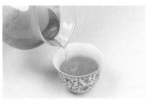

3. 去渣盛出即可。

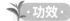

·茶言·

春季茶芽肥硕，色泽翠绿，叶质柔软，且含有丰富的维生素，特别是氨基酸。春茶滋味鲜活且香气宜人，具有保健作用。

·功效·

陈皮所含挥发油对胃肠道有温和的刺激作用，可促进消化液的分泌，搭配生姜片、甘草、春茶，能芳香健胃、止咳化痰，适于春季保健。

苦瓜茶

饮用方法：每日频饮。

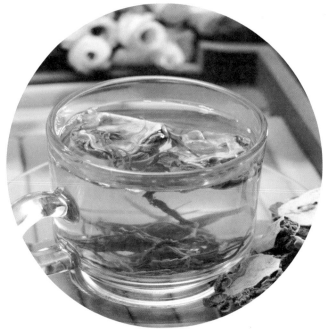

原料

苦瓜干 6 克，茶叶 5 克。

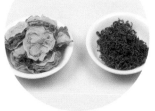

🍵 制作

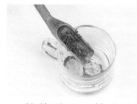

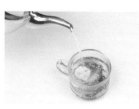

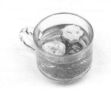

1. 将苦瓜干、茶叶置于茶杯中。

2. 在茶杯中冲入开水。

3. 冲泡3分钟后饮用即可。

🌿 ·茶言·

夏天天气炎热，阳气旺盛，宜选茶性沉降、茶气清苦、有清凉感的茶材，苦瓜是降火良药，尤其适于夏季保健。

🌿 ·功效·

苦瓜具有清暑涤热、明目解毒、养血滋肝、润脾补肾的作用，常饮苦瓜茶能防治多种疾病，增强体质，有益健康。

柠檬茶

饮用方法：每日1剂，代茶饮用，不拘时。

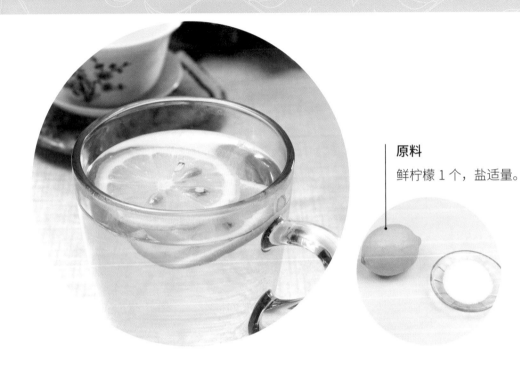

原料

鲜柠檬 1 个，盐适量。

🍵 制作

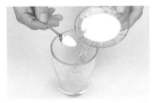

1. 将柠檬切片，把柠檬片、盐置于茶杯中。

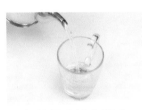

2. 在茶杯中冲入沸水。

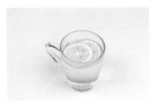

3. 冲泡5分钟后饮用即可。

·功效·

柠檬清热下火，含有丰富的维生素C，搭配盐饮用，能促进新陈代谢、美白祛斑、顺气化痰、消除疲劳、减轻头痛，适用于夏季保健。

·注意·

中医认为夏季养生宜早睡早起，注意养阳，方能与万物生长之势相应。此外，不同的身体状况应采取不同的调养方法。

鲜藕茶

饮用方法：每日1剂，不拘时频饮。

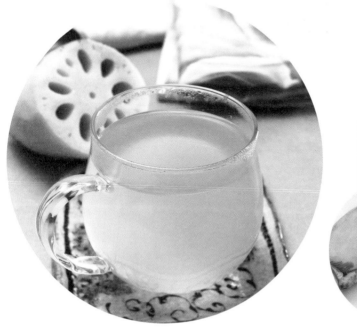

原料

鲜藕250克，白糖适量。

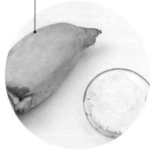

制作

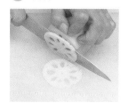 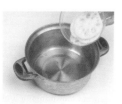 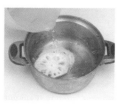 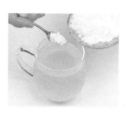

1. 将鲜藕去皮，切片。

2. 将藕片置于锅中。

3. 在锅内添入适量水煮熟。

4. 滤出汤汁，加入白糖饮用即可。

·功效·

藕性凉，夏季食藕具有清热解暑、调中开胃、安神健脑的功效，利于生津止渴、除烦解暑，尤其适用于年迈体弱或多病的老人。

·注意·

夏季天热出汗多，会损耗身体大量体液和各种营养物质，很容易感觉到身体乏力和口渴，适宜进行排毒养生。

荷叶甘草茶

饮用方法：每日1剂，不拘时频饮。

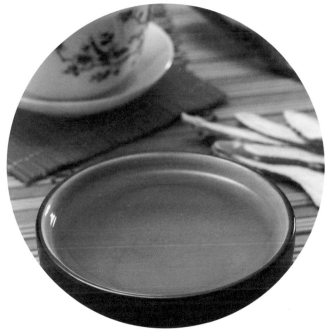

原料

荷叶 30 克，甘草 5 克，
白糖适量。

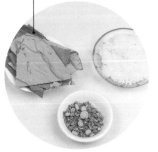

🍵 制作

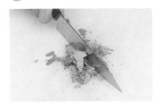

1. 将荷叶切碎。

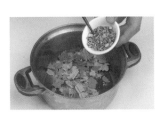

2. 在锅中放入甘草、荷叶碎，添入适量水烧开。

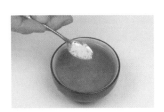

3. 煮10分钟后，滤渣，加适量白糖搅匀即可。

·茶言·

荷叶性平，味苦涩。有解暑热、清头目、止血之功效，是夏季解暑的清凉剂，而且还有很好的减肥效果，适宜用于夏季保健。

·功效·

甘草补脾益气、止咳润肺、缓急解毒、调和诸药，搭配荷叶、白糖饮用，能清热解暑、利尿止渴，对咽喉肿痛、燥热上火有很好的缓解作用。

三花茶

饮用方法：每日1剂，分3～4次服饮。

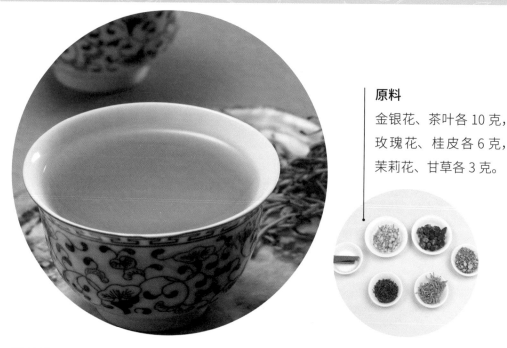

原料

金银花、茶叶各 10 克，

玫瑰花、桂皮各 6 克，

茉莉花、甘草各 3 克。

制作

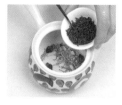
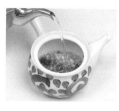
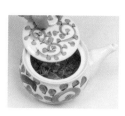

1. 将金银化、茶叶、玫瑰花、桂皮、茉莉花、甘草置于茶壶中。

2. 用沸水冲泡。

3. 盖盖闷10分钟左右。

4. 盛出饮用即可。

·茶言·

茉莉花性寒、味香淡；玫瑰花性温、味甘微苦，以气味芳香浓郁、朵大、瓣厚、色紫，鲜艳者为佳。

·功效·

茉莉花有理气止痛的功效，玫瑰花可调理气血，搭配金银花、茶叶、桂皮、甘草饮用，能促进新陈代谢、调理脾胃。

芙蓉荷叶茶

饮用方法：每3日1剂。

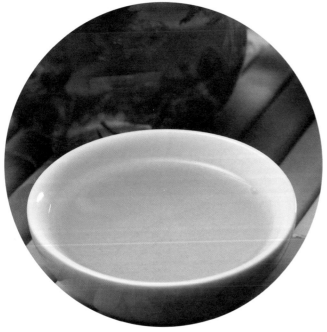

原料

芙蓉花14克，荷叶8克，绿茶10克，枸杞子适量。

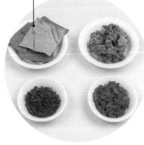

制作

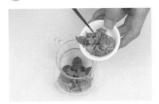

1. 将芙蓉花、荷叶、绿茶、枸杞子置于茶壶中。

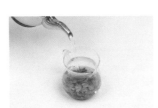

2. 在茶壶中加入开水。

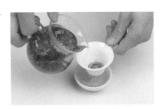

3. 冲泡10分钟后倒出饮用即可。

·茶言·

芙蓉花始载于《本草图经》，原名"地芙蓉"，别名"拒霜花"，常德为其正宗产地。芙蓉花味微辛，性微凉，无毒，花味淡，适宜夏季保健。

·功效·

芙蓉花有清热凉血、排毒的功效，枸杞子具有滋补肝肾、养肝明目的功效。二者搭配荷叶、绿茶饮用，不但能清热降暑，更能辅助降低胆固醇，预防心血管疾病。

苹果茶

饮用方法： 每日1剂，不拘时频饮。

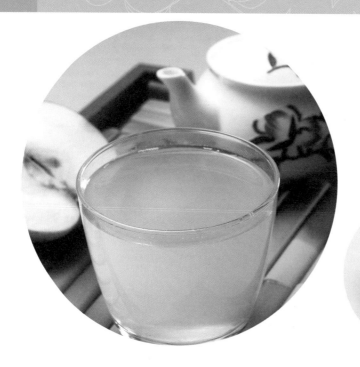

原料

新鲜苹果1个。

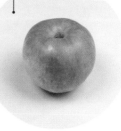

🍵 制作

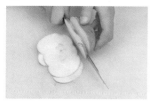

1. 将苹果洗净切成薄片。

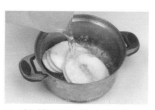

2. 将苹果片放入锅内，加水煨煲10分钟。

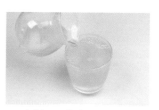

3. 去渣，盛出即可。

· 茶言 ·

苹果酸甜可口，它的营养价值和医疗价值都很高，被称为"大夫第一药"，尤其适宜秋季保健。

· 功效 ·

苹果切片饮用，能生津止渴、益脾止泻、和胃降逆、润肺除烦、养心益气，具有润肠、止泻、解暑、醒酒等功效。

萝卜蜂蜜茶

饮用方法： 每日1剂。

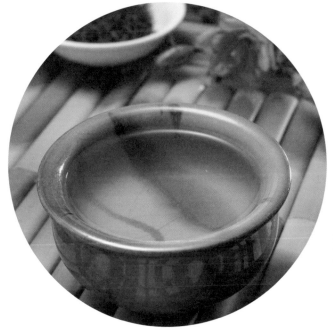

原料

白萝卜1个，茶叶5克，蜂蜜适量。

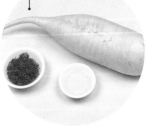

🍵 制作

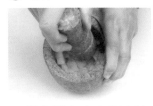

1. 将白萝卜去皮切小块，捣烂取汁。

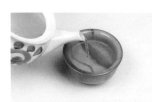

2. 将茶叶用沸水冲泡5分钟后滗出茶汁。

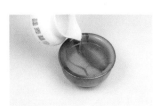

3. 将白萝卜汁、茶汁二者混合，加入适量蜂蜜调匀即可。

·功效·

白萝卜具有下气消积、止咳化痰、清热生津之功效，蜂蜜甘润可口。二者搭配茶叶冲泡饮用，养阴补肾、开胃、助消化，适用于胃滞、消化不良者饮用。

·注意·

中医认为，肺与秋季相应，而秋季干燥，气燥伤肺，肺气虚则机体对不良刺激的耐受性下降，易产生疾病，因此秋季需要润燥、养阴、润肺。

菊花蜂蜜茶

饮用方法：每日1剂，不拘时频饮。

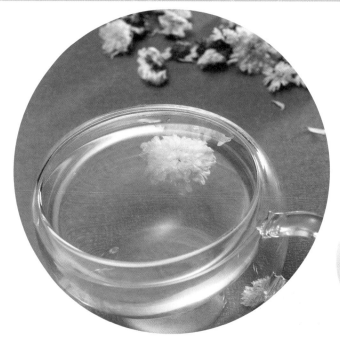

原料

杭白菊 5 ～ 6 克，
蜂蜜适量。

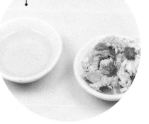

制作

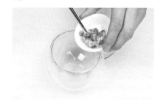

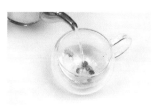

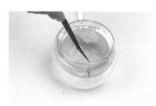

1. 将杭白菊置于茶杯中。

2. 在茶杯中加入沸水冲泡3分钟。

3. 调入蜂蜜搅匀即可。

·功效·

菊花搭配蜂蜜泡茶，气味芳香，可生津、祛风、润喉、清肝明目，适宜秋季保健。

·注意·

秋时肝脏、心脏及脾胃处于衰弱阶段，人体容易出现咳嗽、哮喘、胃不适、头晕、胸闷、心悸等症状。

橄榄酸梅茶

饮用方法：每日1剂，频饮。

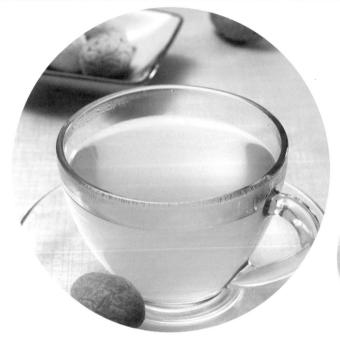

原料

橄榄4个，酸梅2个，白糖适量。

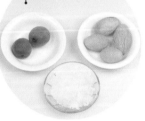

🍵 制作

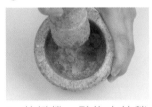

1. 将橄榄、酸梅去核稍捣烂。

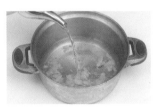

2. 将橄榄泥、酸梅泥置于锅中，加清水3碗煎至1碗。

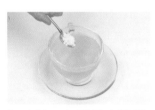

3. 去渣，加适量白糖调味即可。

·功效·

橄榄具有清热、利咽喉、解酒毒的功效，酸梅又称"乌梅"，营养价值较高。二者搭配饮用，能清热解毒、利咽治喉、祛痰开胃。

·注意·

秋季气候干燥，易伤人阴津，出现头痛、唇干、手足心热、大便干结等症状。中医认为，金秋养肺最适宜。

金银花乌梅茶

饮用方法：每日1剂，代茶频饮。

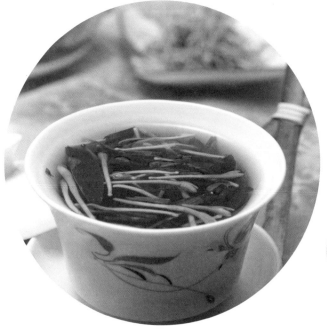

原料

金银花 7 克，乌梅、淡竹叶各 5 克。

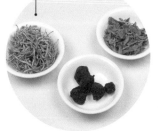

制作

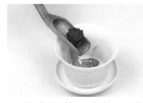

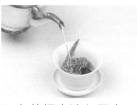

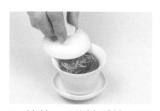

1. 将金银花、乌梅、淡竹叶置于茶杯中。

2. 在茶杯中冲入开水。

3. 盖盖，3分钟后饮用即可。

·茶言·

淡竹叶，《本草纲目》中记载："处处原野有之。春生苗，高数寸，细茎绿叶，俨如竹米落地所生细竹之茎叶。"

·功效·

乌梅有养阴生津、润肺护肝的作用，淡竹叶清热除烦。二者搭配金银花饮用，能止烦渴、生津，适用于秋季口渴、燥热上火。

菊杞茶

饮用方法：每日1剂，频饮。

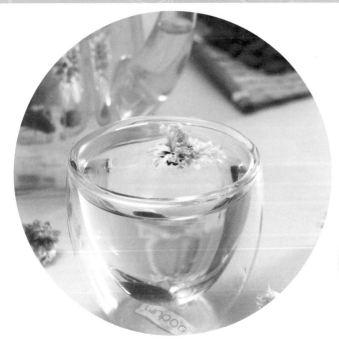

原料

菊花5克，枸杞子适量。

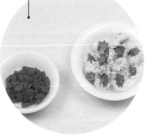

🌐 制作

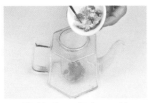

1. 将菊花、枸杞子放入茶壶中。

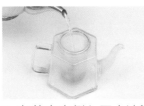

2. 在茶壶中倒入开水冲泡。

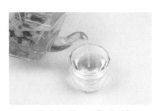

3. 3分钟后，盛出饮用即可。

🍃 茶言

秋季天气非常干燥，无论是皮肤还是体内都需要补充水分，菊杞茶不但能缓解干燥而且还能起到明目的功效。

🍃 功效

菊花具有帮助睡眠、润泽肌肤、清肝明目、降低血压的功效；枸杞子具有滋补肝肾、养肝明目、强身健体的功效。二者搭配饮用，滋补功效明显。

橘红牛蒡茶

饮用方法：每日1剂，代茶频饮。

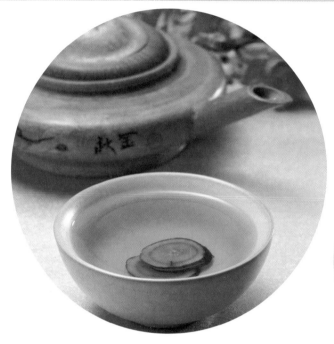

原料

橘红、牛蒡各 22 克，茶叶 9 克。

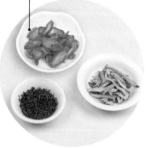

🍵 制作

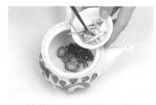

1. 将橘红、牛蒡、茶叶置于茶壶中。

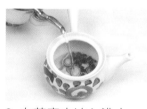

2. 在茶壶中冲入沸水。

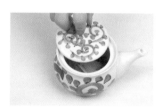

3. 盖盖，泡10分钟即成。

·功效·

橘红能理气止咳，牛蒡有补肾壮阳、润肠通便的功效。二者搭配茶叶饮用，能化痰理气，恢复体力，适宜冬日保健。

·注意·

冬属水，其气寒，通于肾，主收藏，寒邪当令。这一时期，人体阳气偏虚，阴寒偏盛，腠理密闭，阴精内藏。

奶茶

饮用方法： 每天1剂，不拘次数，代茶频饮。

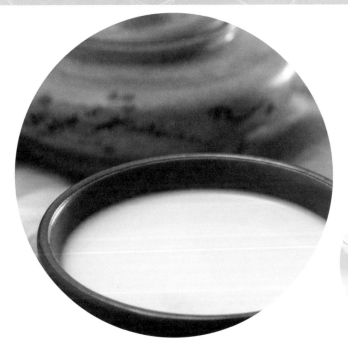

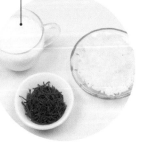

原料

红茶 3 克，牛奶 250 毫升，白糖适量。

🍵 制作

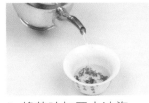

1. 将茶叶加开水冲泡，取汁。

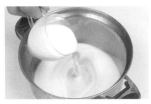

2. 将牛奶放入锅中煮沸。

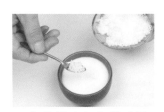

3. 在牛奶中加入茶叶汁、适量白糖搅匀即可。

·功效·

红茶能强身健体、益肤悦色、暖胃，防治面黄肌瘦、心悸气短；牛奶味甘、性微寒，具有润肺养胃、补虚的功效。二者搭配饮用，能健脾和胃。

·注意·

冬季天气寒冷，因此饮食上也应以增加热量为主，醇酽的上品红茶加上牛奶和白糖，调出一杯咖啡色的奶茶，味香滑口，适宜冬日保健。

人参茶

饮用方法：每日1剂，不拘时频饮。

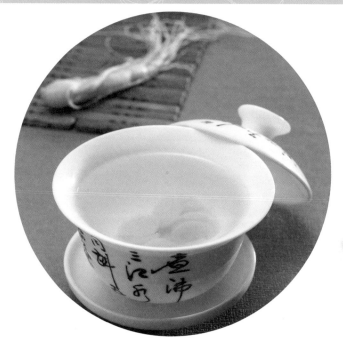

原料

人参 3 克。

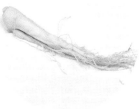

🍵 制作

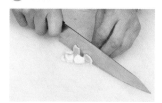

1. 将人参切成薄片。

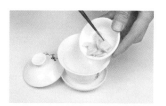

2. 将人参片放入茶杯内。

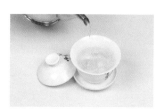

3. 冲入开水，闷泡15分钟左右即可。

· 功效 ·

　　人参为补虚之药，主要有大补元气、补脾益肺、生津止渴、安神宁志及益气健脾等功效，为延年益寿之佳品。

· 注意 ·

　　冬季气候寒冷，阴盛阳衰。人体受寒冷气候的影响，机体的生理功能和食欲等均会发生变化。人参是冬季进补佳品。

枣杞茶

饮用方法：每日1剂，代茶频饮。

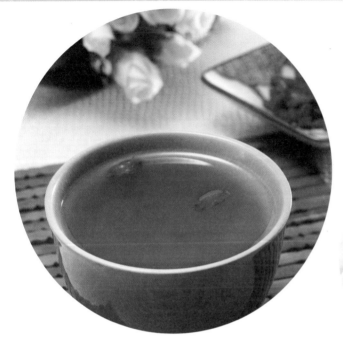

原料

大枣、桂圆各5克，
枸杞子3克。

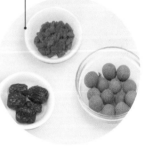

🍵 制作

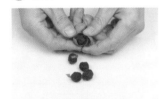

1. 将桂圆去皮，大枣、枸杞子用温水洗净。

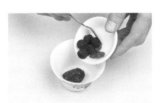

2. 将大枣、枸杞子、桂圆置于茶杯中。

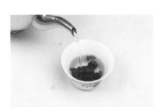

3. 在茶杯中加入沸水冲泡，3分钟后饮用即可。

·茶言·

冬季属肾、主藏精，为四季进补的最佳季节。桂圆《名医别录》赞其为"益智"，红枣味甘、性温，枸杞子质润气和，三者均适宜冬季保健。

·功效·

红枣具有补气养血、安神、缓和药性等功效，桂圆主要有滋补强体、养心安神、益脾开胃等功效。二者搭配枸杞子冲泡，能补脾、养血、益气，增强身体免疫力。

姜糖茶

饮用方法：每日2剂，多次服饮。

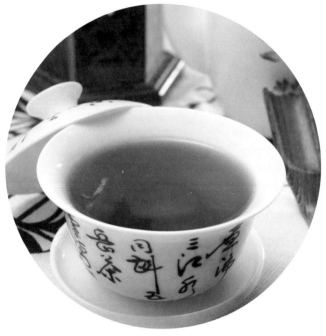

原料

茶叶 3 克，红糖、生姜各适量。

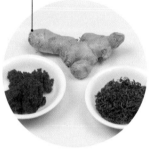

🍵 制作

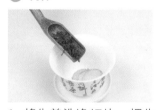

1. 将生姜洗净切片，把生姜、茶叶置于茶杯中。

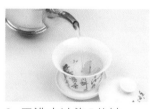

2. 用沸水冲泡5分钟。

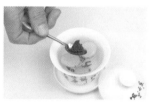

3. 加入红糖搅匀即成。

·功效·

　　生姜能帮助人体抵御寒邪，有发汗解表、温中散寒的作用；红糖具有益气补血、健脾暖胃的作用。二者搭配茶叶饮用，能解表、祛寒暖身。

·注意·

　　《四时调摄笺》中指出："冬月肾水味咸，恐水克火……故宜养心。"所以，饮食之味宜减咸增苦以养心气。

黄芪甘草茶

饮用方法： 每日1剂，代茶频饮。

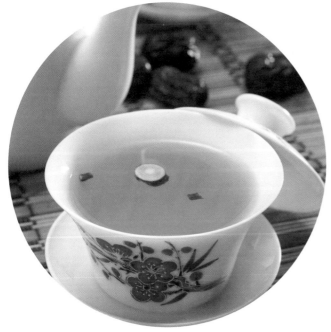

原料

红枣 20 克，黄芪 10 克，甘草 5 克。

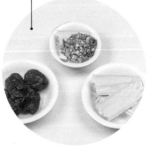

制作

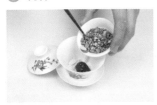

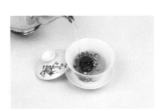

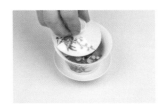

1. 将红枣、甘草、黄芪放入茶杯中。

2. 在茶杯中冲入开水。

3. 盖上盖子略闷约10分钟即可。

·茶言·

冬季正是进补的好时节，很多人都喜欢选用黄芪、人参等中药以补气养生。黄芪为补药之长，是我国的特产。

·功效·

黄芪能清热解毒、全面提升身体免疫力，搭配红枣、甘草冲泡，能补中益气、宁心安神、益智健脑、养血滋补、抗老化、加强细胞新陈代谢。

51

第四章

分人茶饮，保养身体

茶疗文化历史久远，从最早的『神农尝百草，用茶疗毒』发展至今，茶疗不仅能陶冶性情，还能养生保健、预防疾病。

本章将女性、男性、中老年人适宜的预防疾病、抗衰老的茶方列出，以防病强身。

玫瑰薄荷茶

饮用方法：每日1剂，频饮。

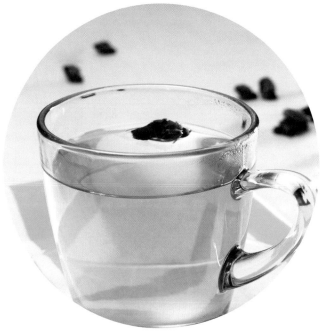

原料

干玫瑰花4克，
薄荷适量。

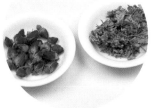

🌐 制作

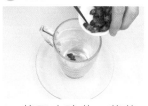

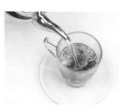

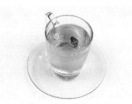

1. 将干玫瑰花、薄荷
放入茶杯中。

2. 在茶杯中冲入沸水。

3. 冲泡10分钟后饮用
即可。

🍃·功效·

　　玫瑰花具有活血化瘀、舒缓情绪、美白的作用，薄荷可消除疲劳。二
者搭配饮用，不但能美肌润肤，而且玫瑰花的甘甜醇香可以冲淡薄荷之苦涩
味，真是一举两得。

薰衣草柠檬茶

饮用方法：每日1剂，频饮。

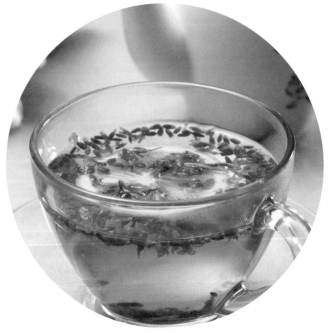

原料

干薰衣草花 5 克，柠檬片适量。

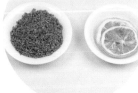

制作

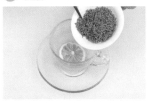

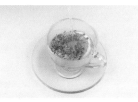

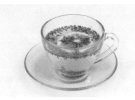

1. 将干薰衣草花、柠檬片放入茶杯中。

2. 在茶杯中冲入沸水。

3. 冲泡5分钟即可。

功效

薰衣草具有美肌、舒缓压力、消除疲劳的作用，柠檬具有利尿、美白、缓解头痛的作用。二者搭配饮用，能润肤养颜，并且其散发出的淡淡香味可使人精神振奋。

注意

孕妇不宜饮用含有柠檬的茶。

清热消痘茶

饮用方法：每日1剂，早晚温服。

女性适宜的保健茶

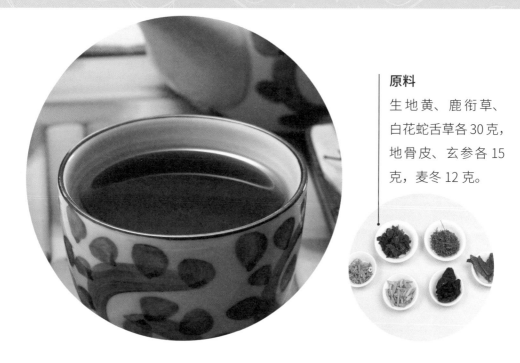

原料

生地黄、鹿衔草、白花蛇舌草各30克，地骨皮、玄参各15克，麦冬12克。

🌏 制作

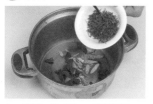

1. 将生地黄、鹿衔草、白花蛇舌草、地骨皮、玄参、麦冬置于锅中。

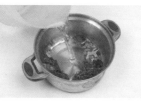

2. 在锅中加入清水3碗煎至1碗。

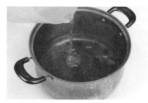

3. 加入清水2碗煎至半碗即可。

·功效·

清热消痘茶适用于阴虚火旺者（其症以丘疹为主，轻微红肿及疼痛，可伴有五心烦热、舌质红、少苔），能养阴生津、降虚火、清肺热、消痤疮。

清肺消痘茶

饮用方法：每日1剂，早晚温服。

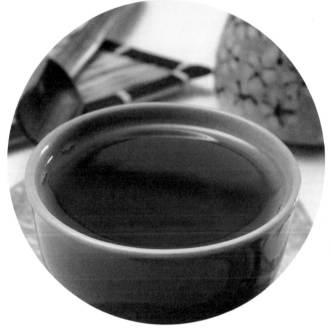

原料

薏苡仁 30 克，生地黄、白花蛇舌草各 20 克，桑白皮、枇杷叶各 15 克，连翘 12 克。

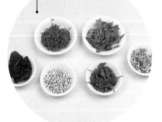

制作

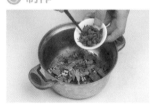

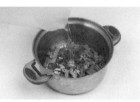

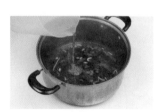

1. 将薏苡仁、生地黄、白花蛇舌草、桑白皮、枇杷叶、连翘置于锅中。

2. 在锅中加入清水3碗煎至1碗。

3. 加入清水2碗煎至半碗即可。

·功效·

清肺消痘茶适用于肺热血热型痤疮，能清热解毒、疏风清肺，因而可消痤疮，恢复肌肤细腻与光泽。

·注意·

忌用手挤压粉刺，忌食辛辣、燥热、肥腻之物。

桃花茶

饮用方法：每日1剂，可反复冲泡3~4次。

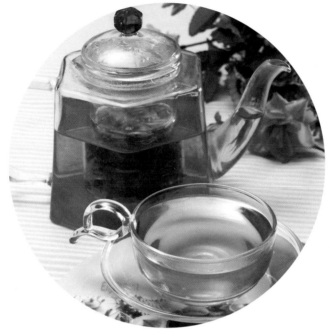

女性适宜的保健茶

原料

干桃花4克，贡菊5克，薰衣草3克。

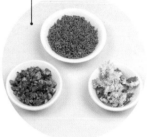

🍵 制作

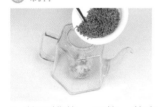

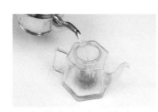

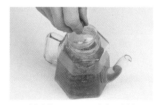

1. 将干桃花、贡菊、薰衣草置于茶壶中。

2. 在茶壶中冲入沸水。

3. 盖盖，10分钟后饮用即可。

🌿 ·功效·

　　桃花可消食顺气，能治疗痰饮、积滞；薰衣草能够提神醒脑、调节内分泌。二者搭配贡菊冲泡，具有美白祛斑、泻下通便、利水消肿的功效。

丝瓜祛斑茶

饮用方法：每日1剂，代茶饮。

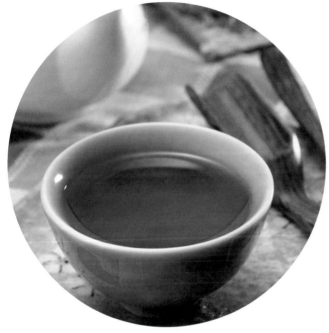

原料

丝瓜络15克，茯苓20克，僵蚕5克，白菊花10克，玫瑰花5朵，红枣5枚。

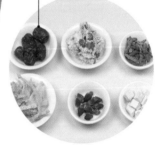

制作

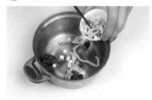

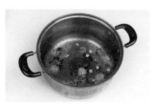

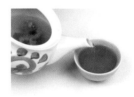

1. 将丝瓜络、茯苓、僵蚕、白菊花、玫瑰花、红枣置于锅中。

2. 在锅中加适量水浓煎。

3. 取汁即可。

·功效·

　　丝瓜性平、味甘，有清暑凉血、解毒通便、祛风化痰、润肌美容、利水消肿、通经络、行血脉等功效，搭配其他药材制成的丝瓜祛斑茶，能清热、祛风、消滞，祛除黑斑，白嫩肌肤。

·注意·

　　药渣可再煎取汁，然后温敷外洗脸部。

绞股蓝降脂茶

饮用方法： 每日1剂，代茶饮。

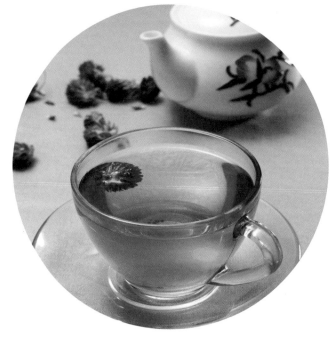

原料

绞股蓝2克，千日红3克，甜叶菊2克。

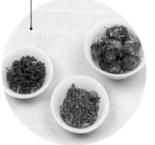

🍵 制作

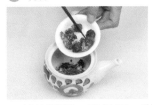

1. 将绞股蓝、千日红、甜叶菊置于茶壶中。

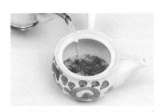

2. 在茶壶中冲入适量开水。

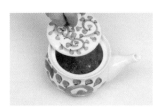

3. 盖盖，泡3分钟后饮用即可。

·功效·

绞股蓝味苦，性寒，清热解毒、降血脂、降胆固醇；千日红清肝散结、止咳定喘；甜叶菊促进新陈代谢。三者搭配饮用，降脂减肥、滋补安神。

苦丁菊花茶

饮用方法：每日1剂。

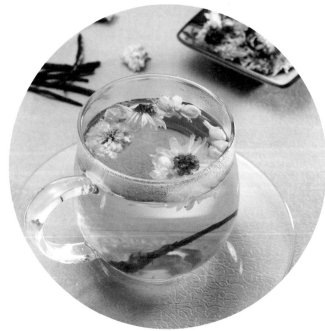

原料

苦丁茶、百合各3克，干菊花6克，茉莉花1克。

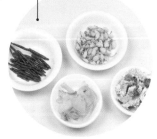

🍵 制作

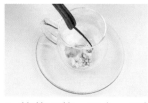

1. 将苦丁茶、百合、干菊花、茉莉花置于茶杯中。

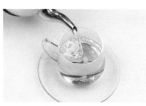

2. 在茶杯中加适量沸水。

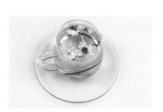

3. 冲泡3分钟后饮用即可。

🌿·功效·

　　苦丁茶能解腻、清头目、降压降脂；百合具有润肺止咳、清热、宁心安神之功效；菊花具有帮助睡眠、润泽肌肤、清肝明目、降脂的功效。三者搭配茉莉花饮用，能降脂减肥、散热排毒、清心安神。

糖茶

饮用方法：每日1剂，饭后饮。

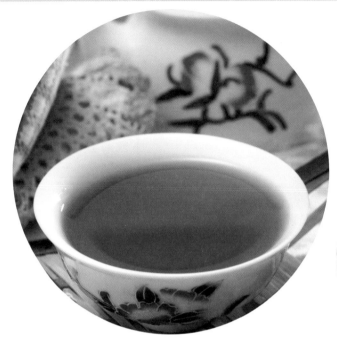

原料

红茶 2 克，红糖 10 克。

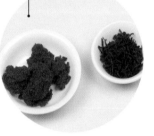

🍵 制作

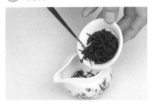

1. 将红茶置于茶壶中。

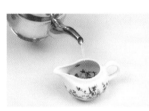

2. 将红茶用开水冲泡5分钟。

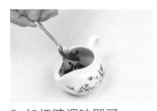

3. 加红糖调味即可。

🌿 ·功效·

　　红茶性温，具有暖胃养胃、活血的保健功效，特别适合凉性、寒性体质的人；红糖能增加能量，活络气血，加快血液循环。二者搭配饮用，能缓解痛经，并有补中益气的功效。

泽兰叶茶

饮用方法： 每日1剂。

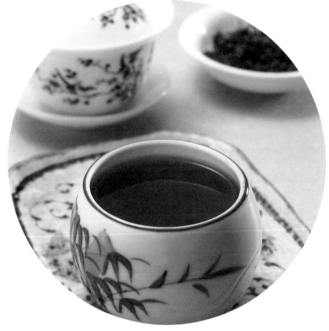

原料

红茶 1 克，泽兰叶 10 克。

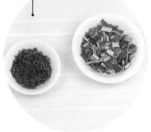

制作

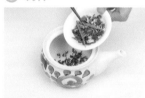

1. 将红茶、泽兰叶置于茶壶中。

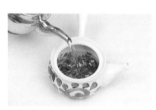

2. 用沸水冲泡。

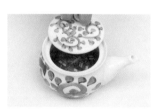

3. 盖盖，5分钟后饮用即可。

功效

泽兰叶有清香味，能活血、行水；红茶甘温，可养人体阳气，有利尿、消炎杀菌、延缓老化、美容等功效。二者搭配饮用，能疏肝、活血、散瘀、通经。

二子延年茶

饮用方法： 每日1剂。

女性适宜的保健茶

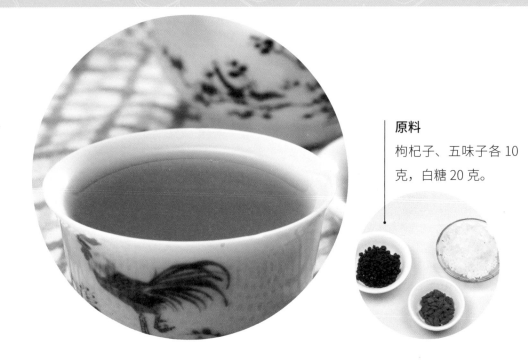

原料

枸杞子、五味子各 10 克，白糖 20 克。

🍵 **制作**

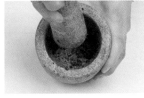

1. 将枸杞子、五味子捣烂。

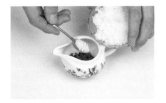

2. 置于茶壶中，加入白糖。

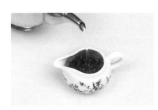

3. 冲入开水闷泡3分钟即可。

🌱 **·功效·**

　　五味子具有收敛固涩、益气生津、补肾宁心的作用；枸杞子具有滋补肝肾、补虚生精、明目、强身健体的功效。二者搭配饮用，能预防更年期综合征，尤其适合骨质疏松症患者饮用。

五味子茶

饮用方法：每日1剂，代茶频饮。

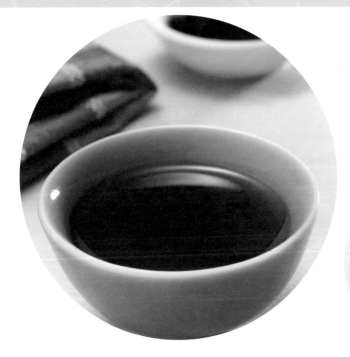

原料

五味子 100 克。

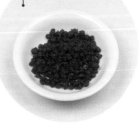

🫖 制作

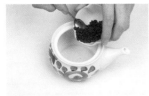

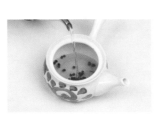

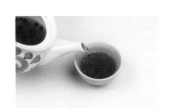

1. 在茶壶中放入五味子。

2. 在茶壶中冲入开水。

3. 泡15分钟后，滤出即可。

🌿 ·功效·

　　五味子茶能安神定志、调节肝肾，适用于更年期综合征，对夜眠不宁、乱梦纷纭、急躁健忘等症状有较好的疗效。

❀ 提神醒脑 ❀

菊花人参茶

饮用方法： 每日1剂，代茶频饮。

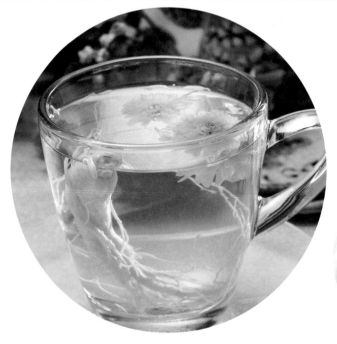

原料

菊花4克，人参10克。

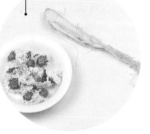

🍵 制作

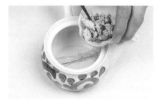

1. 将人参、菊花放入茶壶中。

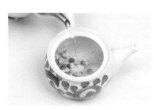

2. 加热水冲泡。

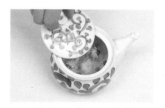

3. 盖盖，泡10分钟即可。

🌿 ·功效·

　　人参含有皂苷及多种维生素，对人的神经系统具有很好的调节作用，可以提高人体的免疫力，能有效消除疲劳；菊花气味芬芳，具有祛火、明目的作用。两者搭配饮用具有提神之功效。

茉莉醒脑茶

饮用方法：每日1剂，代茶频饮。

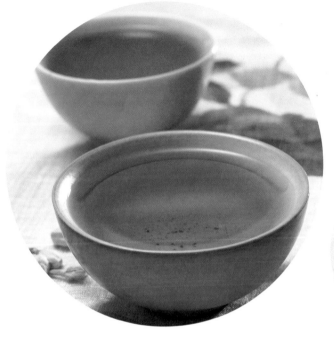

原料

茉莉花 15 克，薄荷 10 克，肉桂 7 克，蜂蜜适量。

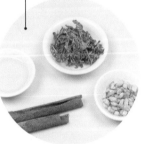

制作

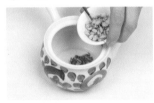

1. 将茉莉花、薄荷、肉桂置于茶壶中。

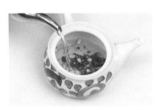

2. 加入开水冲泡10分钟。

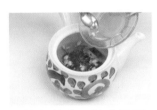

3. 调入蜂蜜，滤出即可。

·功效·

茉莉花味清香，有舒筋活血、健脾养胃、强心益肝的功效；薄荷能杀菌抗菌、清心明目。二者搭配肉桂、蜂蜜饮用，能提振精神、解郁、消除疲劳、镇定安神。

茉莉薄荷茶

饮用方法：每日1剂，分1～2次冲泡，代茶饮服。

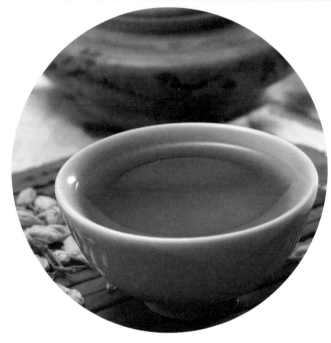

原料

茉莉花 3 克，薄荷 6 克。

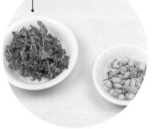

制作

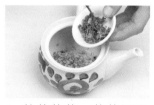

1. 将茉莉花、薄荷置于茶壶中。

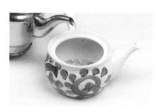

2. 在茶壶中加入沸水。

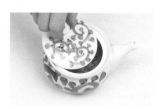

3. 盖盖，冲泡3分钟即可。

·功效·

　　茉莉花中含有的香气化合物质有20多种，其富含的茉莉花素等成分，有去油腻、坚固牙齿、防止口臭之功效；薄荷含有特殊香味，具有芳香除臭、疏散风热、清利头目的功效。二者搭配饮用，是降火、除口臭的佳饮。

薄荷绿茶

饮用方法：每日1剂，代茶频饮。

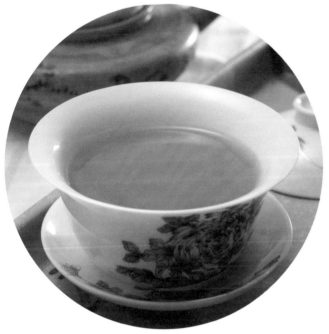

原料

薄荷 10 克，绿茶 2 克。

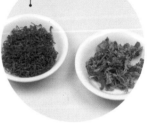

制作

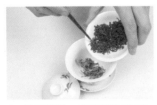

1. 将薄荷、绿茶置于茶杯中。

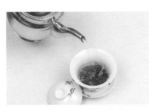

2. 在茶杯中冲入沸水。

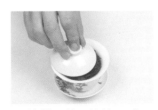

3. 盖盖，泡3分钟即成。

·功效·

　　绿茶中含有儿茶素，具有除口臭的功效；薄荷具有清凉的口感，含有特殊香味，具有除口臭、疏散风热、健胃祛风、祛痰、利胆的功效。二者搭配饮用，能辛凉解表、除口臭。

葛根赤豆茶

饮用方法：每日1剂，连服2天。

男性适宜的保健茶

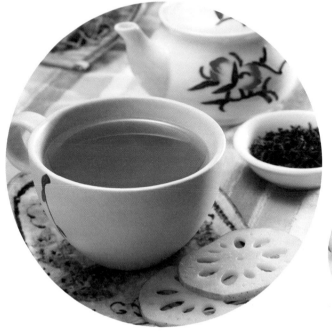

原料

白萝卜1个，葛根、
莲藕各22克，茯苓
19克，绿茶15克，
红小豆（赤豆）40克。

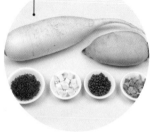

🍵 制作

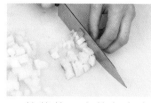

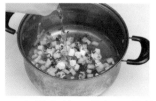

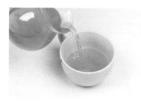

1. 将莲藕、白萝卜去皮
切小块。

2. 在锅中放入葛根、莲藕
块、白萝卜块、茯苓、绿
茶、红小豆，加入5碗水。

3. 大火煮开，转小火熬
煮30分钟后过滤即可。

·功效·

葛根能发表解肌、清利头目、解肌退热、疏肝解郁；茯苓性平、味甘
淡，益脾逐水、生津导气。诸药共用，能解酒、促进循环、润喉、利尿。

紫罗兰迷迭茶

饮用方法： 每日1剂，代茶频饮。

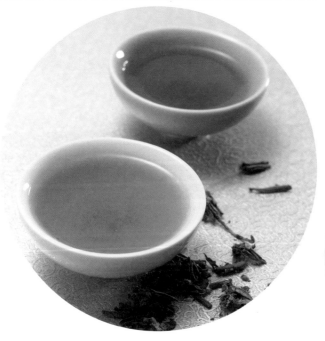

原料

紫罗兰、迷迭香、
百里香各 10 克。

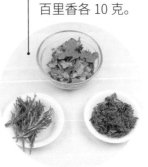

🍵 制作

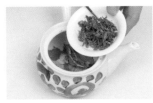

1. 将紫罗兰、迷迭香、
百里香置于茶壶中。

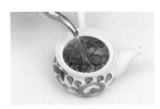

2. 在茶壶中冲入沸水。

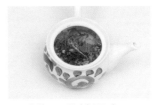

3. 冲泡10分钟即成。

🌿 ·功效·

　　紫罗兰可以消除疲劳、润喉、治口臭、清热解毒、解宿醉、调气血；迷迭香具有消除胃肠胀气、刺激神经系统运作的功效；百里香味辛，性温，具有温中散寒、祛风止痛的功效。三者搭配饮用，特别适合缓解宿醉症状，改善头痛、咽喉肿痛症状。

❋ 护肝保健 ❋

黄芪枸杞菊花茶

饮用方法：每日1剂，连服2天。

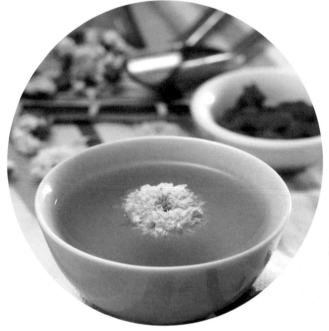

原料

黄芪 25 克，菊花、枸杞子各 15 克。

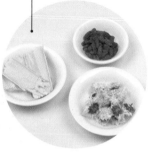

🌀 制作

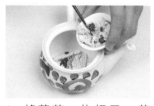

1. 将菊花、枸杞子、黄芪依次放入茶壶中。

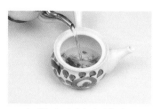

2. 在茶壶中冲入沸水。

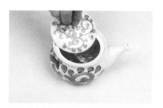

3. 盖盖，3分钟后滤出即可。

·功效·

黄芪具有补气升阳、益卫固表的功效，菊花能散风清热、平肝明目，枸杞子有补肾益精、养肝明目、补血安神的功效。三者搭配饮用，不仅能护肝保健，更能生津止渴、润肺止咳、明目清热。

·注意·

也可将药材煮过，把药渣滤掉饮用。

五味蜜茶

饮用方法：每日1剂。

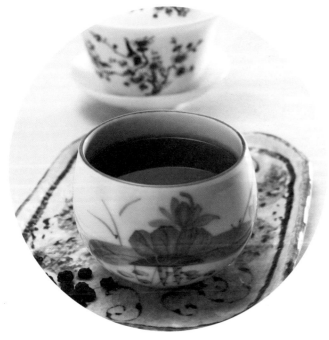

原料

五味子5克，绿茶2克，
蜂蜜适量。

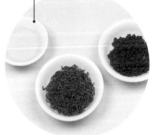

制作

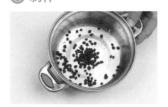

1. 将五味子放入锅中，
用小火炒至焦黄色。

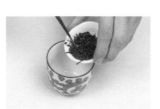

2. 在茶杯中放入炒过的
五味子、绿茶，用开水
冲泡15分钟。

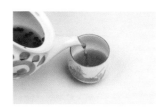

3. 滤出，加入蜂蜜搅拌
匀即可。

·功效·

　　蜂蜜能补血、养肝，绿茶具有抗癌、抗辐射、明目的功效，五味子具有
收敛固涩、益气生津、补肾宁心的功效。三者搭配，适用于肝血不足引起的
目眩、视力减退等症状，是护肝保健的佳饮。

73

枸杞茯苓茶

饮用方法：每日1剂，代茶频饮。

男性适宜的保健茶

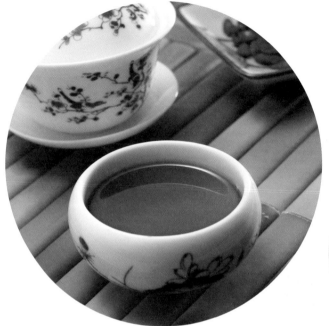

原料

茯苓 10 克，枸杞子 5 克，红茶适量。

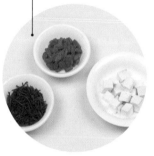

制作

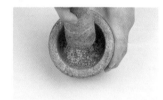

1. 将枸杞子与茯苓共研为粗末。

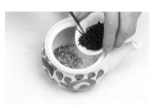

2. 在茶壶中放入枸杞子、茯苓，加入适量红茶。

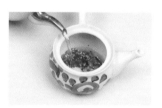

3. 用开水冲泡3分钟即可。

·功效·

　　枸杞子具有补肾益精、养肝明目、补血安神、生津止渴的功效；茯苓性平、味甘淡，入心、肺、脾、肾经，具有渗湿利水、健脾和胃、宁心安神的功效。二者搭配红茶饮用，能健脾益肾、利尿通淋，是补肾良茶。

五味滋补茶

饮用方法：每日1剂。

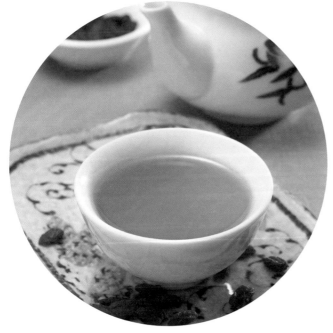

原料

枸杞子、党参、西洋参、红枣、五味子各 3 克。

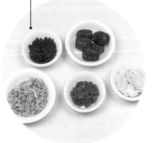

制作

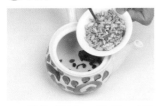

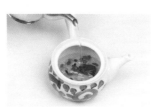

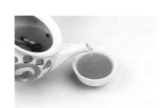

1. 将枸杞子、党参、西洋参、红枣、五味子置于茶壶中。

2. 在茶壶中冲入沸水。

3. 盖盖，泡10分钟滤出即可。

·功效·

五味子能益气生津、补肾宁心；西洋参有静心凝神、消除疲劳、增强记忆力等作用；党参有增强免疫力、扩张血管、降压的功效。三者搭配枸杞子、红枣饮用，能改善阴虚肾亏，有固涩收敛之功效，更有补气、养血的滋补功效。

❋ 益寿 ❋

茉莉桂圆茶

饮用方法：每日1剂，代茶频饮。

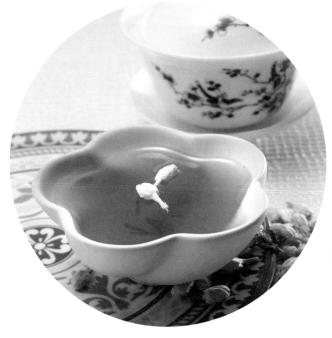

原料

茉莉花 12 克，肉桂、桂圆各 11 克。

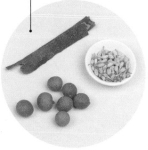

🍵 制作

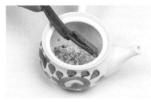

1. 将茉莉花、肉桂、桂圆置于茶壶中。

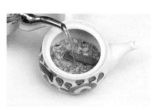

2. 在茶壶中加入适量沸水。

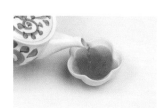

3. 盖盖，冲泡10分钟后滤出即可。

·功效·

肉桂具有补元阳、暖脾胃、除积冷、通血脉的功效，茉莉具有调整激素分泌、舒缓紧张、改善昏睡及焦虑的功效，桂圆性温、味甘，益心脾、补气血，具有良好的滋养补益作用。三者搭配饮用，能利水消肿、温肾、保健益寿。

人参陈皮茶

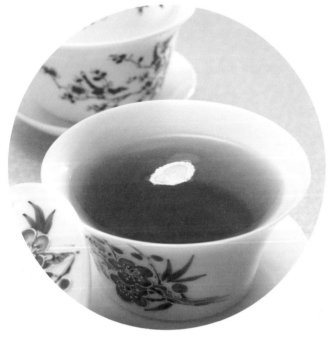

中老年人适宜的保健茶

原料

人参 12 克，紫苏叶 6 克，陈皮 3 克，白糖适量。

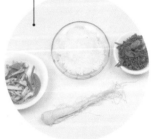

🍵 制作

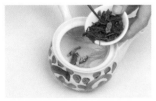

1. 将人参、陈皮、紫苏叶放入茶壶中。

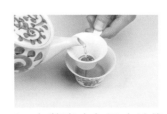

2. 在茶壶中加开水冲泡15分钟，过滤去渣。

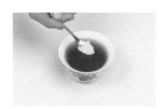

3. 加入白糖即成。

·功效·

　　人参具有大补元气、固脱生津、安神的功效；紫苏叶性温、味辛，归肺、脾经，能解表散寒、行气和胃；陈皮性温，味辛、苦，有行气健脾、调中开胃、燥湿化痰的功效。三者搭配饮用，能益气健脾，适用于年老体弱多病、因气虚运行迟缓者饮用。

佛手莲子心茶

饮用方法：每日1剂，代茶饮，可冲泡3～5次。

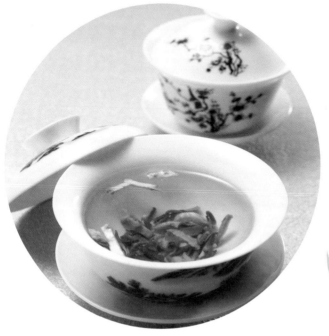

原料

佛手 10 克，莲子心 3 克。

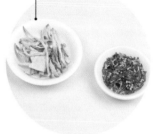

🍵 制作

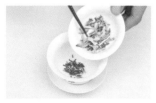

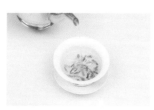

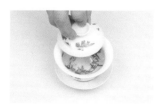

1. 将佛手、莲子心放入茶杯中。

2. 在茶杯中冲入开水。

3. 盖盖，闷10分钟即成。

▸ **功效** ◂

　　佛手具有芳香理气、健胃的功效；莲子心性寒，味苦，有清热、固精、安神、强心、止血、涩精之功效。二者搭配饮用，能疏肝和胃、清热泻火，适用于肝郁化火型失眠症。

枸杞黄连茶

饮用方法：每日1剂，代茶饮。

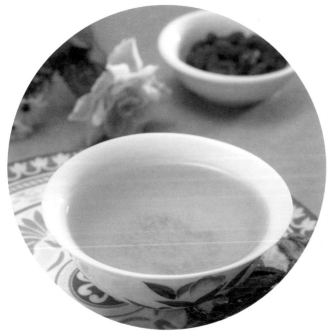

原料

枸杞子 15 克，黄连 3 克。

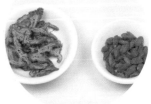

🍵 **制作**

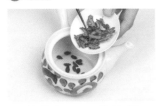

1. 将枸杞子、黄连置于茶壶中。

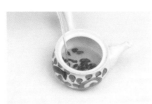

2. 在茶壶中冲入开水。

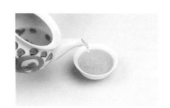

3. 盖盖，10分钟后滤出即成。

🌿 **·功效·**

黄连是著名的中药，被《神农本草经》列为上品，其主要功效是清热燥湿、泻火解毒；枸杞子具有补肾益精、养肝明目、补血安神、生津止渴的功效。二者搭配饮用，能滋阴降火、宁心安神，适用于阴虚火旺型失眠症。

银杏叶茶

饮用方法： 每日1剂，早上起床后服用。

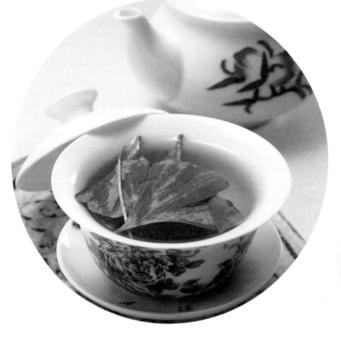

原料

银杏叶 10 克。

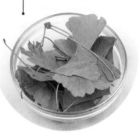

中老年人适宜的保健茶

🍵 **制作**

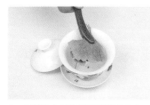

1. 将银杏叶置于茶杯中。

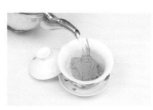

2. 在茶杯中冲入沸水。

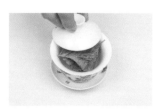

3. 盖盖，冲泡5分钟后即可。

🍃 **·功效·**

银杏叶有调节血管张力、舒张冠状动脉血管、增加冠状动脉血流量、防止心脏缺血、防治心脑血管疾病的功效，常用来预防冠状动脉粥样硬化性心脏病、高血压和心绞痛等病症。

洋参山楂茶

饮用方法： 每日1剂，代茶饮。

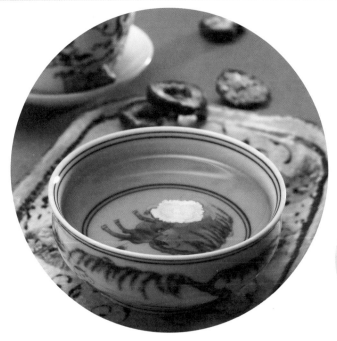

原料

西洋参片、山楂片
各 10 克。

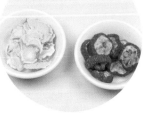

🫖 制作

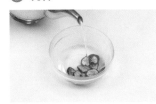

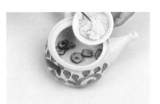

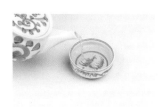

1. 将山楂片加水洗净。

2. 将用水润透的西洋参片、山楂片置于茶壶内，添入适量开水。

3. 盖盖，冲泡15分钟，滤出即成。

·功效·

西洋参性凉，入心、肺、肾三经，能益肺阴、清虚火、生津止渴；山楂具有消积化滞、收敛止痢、活血化瘀等功效。二者搭配饮用，能清热去火、降压、益肺阴，适宜高血压、高脂血症患者饮用。

田七番石榴叶茶

饮用方法：每日1剂，代茶频饮。

中老年人适宜的保健茶

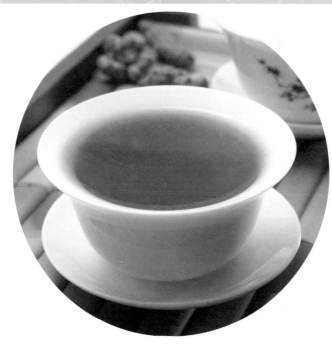

原料

田七 15 克，番石榴叶 10 克，绿茶 6 克，生姜适量。

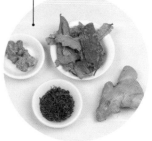

🍵 制作

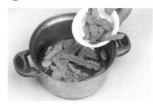

1. 将生姜洗净切片，将田七、番石榴叶、绿茶、生姜片置于锅中。

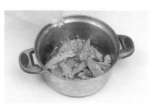

2. 在锅中加入热水冲泡10分钟。

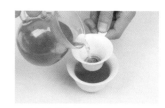

3. 滤出即可。

·功效·

田七又名"三七"，有疏经活血、增强体质、促进血液循环、滋补、抗疲劳的疗效；近年来研究发现，番石榴叶具有很好的降糖、降脂作用。二者搭配绿茶、生姜饮用，能改善血液循环，降低血糖，降血压，防止心血管病。

山药田七茶

饮用方法：每日1剂，代茶饮。

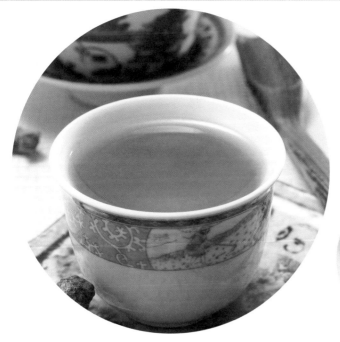

原料

干山药8克，田七6克，天花粉4克。

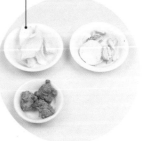

🍵 **制作**

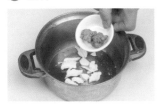

1. 将山药、田七、天花粉置于锅中。

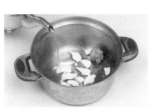

2. 在锅内加入热水。

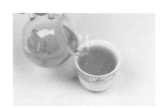

3. 冲泡10分钟后即可。

> **·功效·**
>
> 　　山药味甘，性平，入肺、脾、肾经，不燥不腻，具有健脾补肺、益胃补肾、固肾益精、强筋骨、安神的功效；田七具有散瘀止血、消肿定痛的功效。二者搭配天花粉，具有维持血管弹性、促进食欲、强肾固精、降糖降压、改善尿频的功效。

黄芪红枣茶

饮用方法： 每日1剂，代茶频饮。

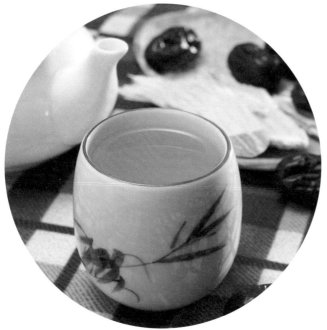

原料

黄芪 3～5 片，
红枣 3 粒。

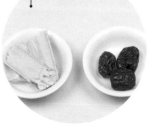

中老年人适宜的保健茶

🍵 制作

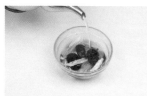

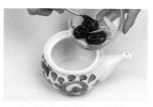

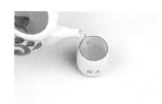

1. 将黄芪、红枣加水略泡，洗净。

2. 在茶壶中放入黄芪、红枣，冲入适量的开水。

3. 盖盖，闷15分钟滤出即可。

·功效·

　　黄芪补气，红枣补血，二者搭配饮用能增强机体免疫功能，能保肝、利尿、养血安神、抗衰老、降压、健脾益气、舒活筋骨。适用于气血亏损的人饮用，有保健的功效。

参苏茶

饮用方法：每日1剂，代茶频饮。

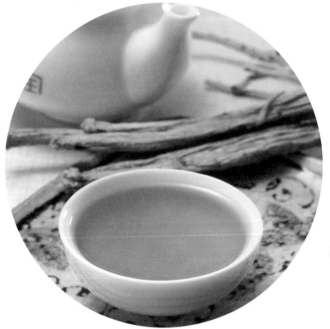

原料

党参 15 克，紫苏叶 12 克。

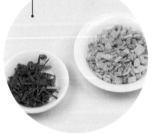

制作

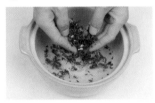

1. 将党参、紫苏叶择去杂物，用清水洗净，晾干。

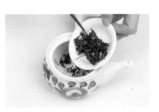

2. 将党参、紫苏叶一起放入茶壶内。

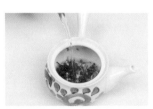

3. 用沸水冲泡10～15分钟即可。

· 功效 ·

党参健脾益肺、养血生津，紫苏叶行气和胃、理气化痰。二者搭配饮用，能补气、强身、健脾胃，此茶适宜身体亚健康者和老年人饮用。

第五章

方便茶饮，养生茶包对症饮

★ 明目，缓解眼疲劳

★ 保护咽喉，消除声音嘶哑

★ 从容面对『酒精考验』

★ 有效预防电脑辐射

★ 做个快乐的『出差飞人族』

★ 上班有点困，补充正能量

★ 改善记忆力

★......

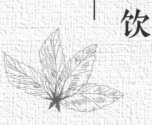

健康茶包准备事项

相传，茶包是由一位叫汤玛士·苏利文的茶商发明的。为了推销茶叶，拉进和客户的关系，他都会送茶叶的样品给客户。受成本制约，汤玛士想到了一个办法，将那些不易销售的碎茶用小的丝袋装起来。巧合的是，这些收到茶袋的客户并不懂泡茶工序，而是直接将茶袋丢进了开水里。人们发现这么包装的茶叶更加方便和日常，渐渐地，茶包便流行起来。

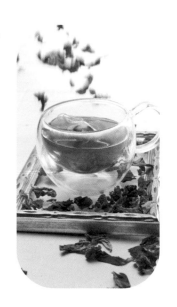

制作茶包的材料由最初成本颇高的丝袋慢慢过渡到纸纤维，逐渐贴近现代用的制作材料。

茶包的优点

方便快捷。

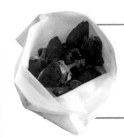

茶包的另一个优点就是不会有茶材渣滓浮在茶水中，将茶包取出后，即可放心饮用喜欢的花草茶，也方便清洗茶具。

如果纯粹从喝茶的角度来说，无论是茶叶在水中曼妙的姿态，还是茶叶中成分的释出，都是茶包不能比拟的。但是现在很多人更注重养生保健、喜欢喝花草茶，像玫瑰花、菊花、柠檬片等都可以作为花草茶的原料，这样就体现出了茶包的优点。将茶材装入茶包中，即冲即饮，在便利的同时可保证茶材的定量。

《 茶包养生注意事项 》

　　本书中的茶包主要是以各种花草和中药为原料配制的一种饮料。

　　茶包中常见的营养成分有水溶性维生素、矿物质、类黄酮、鞣质、芳香油类、苦味素、苷等。其中，芳香油类具有良好的醒脑明目作用；水溶性维生素可促进消化代谢；类黄酮利尿，对心血管也有保护作用；苦味素则有消炎、抗菌之效。

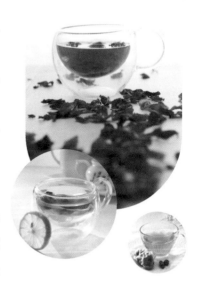

　　冲泡茶包要讲究水的温度，在冲泡过程中，水温应比冲泡一般茶叶略高一点。因为一般茶叶在加工过程中都经过了揉捻这道工序，而茶包在制作中一般是先干燥后烘干。

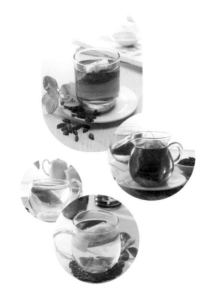

　　选购茶包时，首先要了解产地，最好能了解生产企业的情况，安全和卫生是最首要的。其次，茶包的外观和营养功效要兼顾，从中挑选最适合自己的一款。最后，应挑选干燥度好的，水分最好在4%以下，便于长期保存。一般情况下，茶包可保存一年，一年后其营养功效和色素都会受到影响。因为草本植物容易氧化，天然色素在水分高的情况下会发生降解。

　　茶包制作好后可置于通风干燥处保藏，也可置于冰箱内，但注意不要和其他食品串味。

　　养生茶包虽好，但并不是每个人都适合，譬如对某些原料过敏者、孕妇和婴儿都要谨慎饮用。

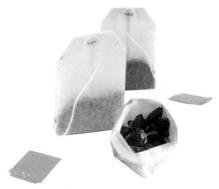

《 自己动手做特色茶包袋 》

如果你是个动手能力较弱的人，可以选择购买成品茶包袋。成品茶包袋是用专业的滤纸制作成的，在网上或者一些茶叶店都能买到，价钱也不贵。成品茶包袋主要用来盛茶叶，所以个头偏小，往里面装茶材时不是很方便，可以将长纸片折成"V"形，再往茶包里装茶材，更直接简便的方法是使用"茶道六君子"的茶则盛取。

将茶材装入茶包袋后，可以使用订书器订一下，防止茶材散落。也可以用棉线将茶包袋系紧，保留长长的线头，在棉线的线头处系一张小卡片，注明茶包名称与茶材，也可以注明包装时间。

如果你平时更喜欢动手做特色物品的话，推荐一种纱布茶包袋的做法。

从药店购买药用纱布，然后放入干净沸水中煮5分钟（锅具尽量干净无油）。

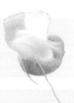

在阳光下晒干，这样能够去除药用纱布的消毒水味道。

将纱布裁成合适的大小（根据茶材的多少、大小裁，一般长宽为5～8厘米），用针线缝好即可。

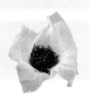

当然，如果更简单一些，可以将装好茶材的纱布用棉线捆好。

金盏花茶

消除视疲劳

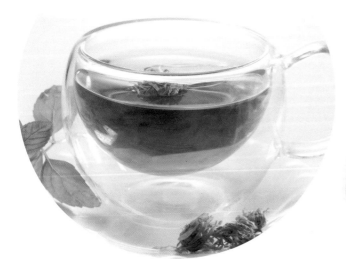

原料

干燥金盏花3～5克，绿茶适量。

🍵 制作

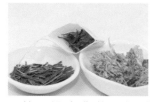

1.将干燥金盏花与绿茶一起放入茶包中。

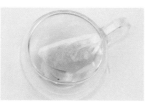

2.将茶包放入杯中。

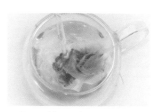

3.加入热开水，浸泡约3分钟，即可饮用。

·功效·

　　金盏花与绿茶搭配，既有消热解暑功效，又有养肝明目、消炎养颜的效果，还可以使皮肤更加细嫩。

·小茶包巧用法·

　　如果不习惯花朵本身的味道，可依个人口味加入蜂蜜进行调味。

决明子茶

润肠通便，清肝明目

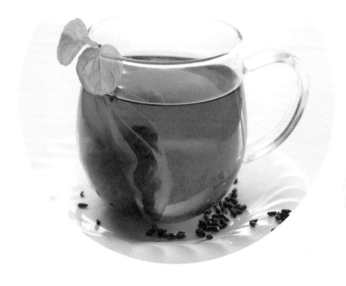

原料

决明子 20 克。

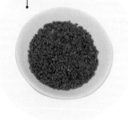

🍵 制作

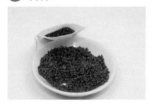

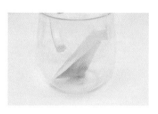

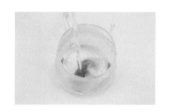

1.将决明子用小火炒黄，装入茶包中。

2.将茶包放入杯子中，冲入适量沸水。

3.闷泡10分钟，取出茶包，即可饮用。

·功效·

决明子茶能祛风散热、清肝明目、润肠通便，对虚火上炎、目赤肿痛、头痛、视物模糊、大便燥结等症及高血压疗效甚佳。

·小茶包巧用法·

还可以加入枸杞子、菊花一起泡茶饮用。

枸杞子茶

消除视疲劳

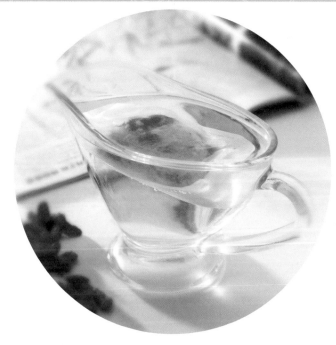

原料

枸杞子 10 克,
菊花适量。

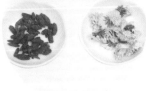

🍵 **制作**

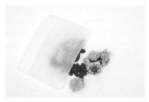

1.将枸杞子与菊花一起
放入茶包中。

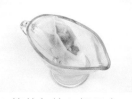

2.将茶包放入杯子中。

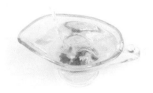

3.冲入沸水,浸泡5分钟,
取出茶包即可饮用。

·功效·

枸杞子茶能滋肾、养肝、明目、强壮筋
骨、改善疲劳,对眼睛疲劳者尤为适宜。

·小茶包巧用法·

连续饮用两
个月效果会比较
明显。

菊花茶

清肝明目

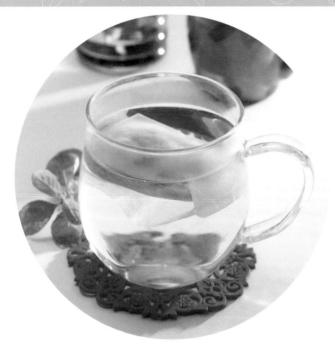

原料

杭菊花数朵，
蜂蜜适量。

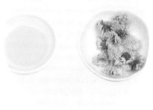

🍵 制作

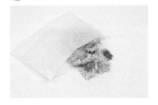

1.将杭菊花装入茶包中。

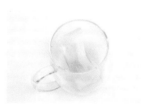

2.将茶包放入杯中。

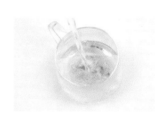

3.冲入适量沸水，静置3分钟，取出茶包，加入蜂蜜即可饮用。

·功效·

菊花茶能清肝明目，对眼睛疲劳、头痛、高血压等均有一定疗效。

·小茶包巧用法·

每天午餐后饮用一杯，连续饮用3个月为宜。

丝瓜茶

治疗咽喉炎，化痰

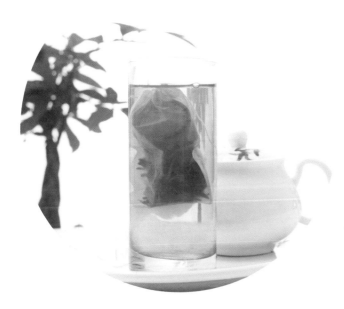

原料

丝瓜 200 克，茶叶 5 克，食盐少许。

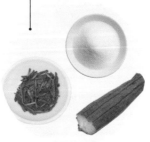

🍵 **制作**

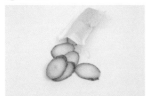

1.将丝瓜洗净切片，与茶叶一起装入茶包中。

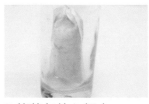

2.将茶包放入杯中。

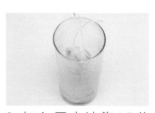

3.加入开水冲泡15分钟，加食盐调味，每日1剂，不拘时饮服。

·功效·

丝瓜具有清热解毒、止咳化痰、利咽的功效，与茶叶和食盐一起搭配，可用于治疗急慢性咽喉炎和咽痒不适、扁桃体炎及支气管炎、咳嗽等症。

·小茶包巧用法·

可以将丝瓜切片、晒干，再与茶叶一起制成茶包，随用随取，这样存放的时间会比较长。

菊芍茶

缓解声带疲劳

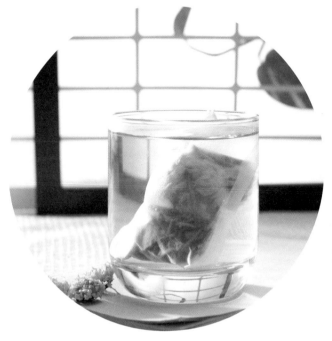

原料

菊花 10 克，金银花 10 克，白芍 12 克，白糖 1～2 匙。

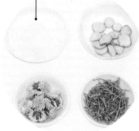

🍵 制作

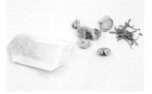

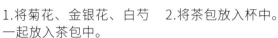

1.将菊花、金银花、白芍一起放入茶包中。

2.将茶包放入杯中。

3.加入300 毫升开水冲泡，加盖闷泡10分钟，取出茶包，加入白糖调匀即可饮用。

·功效·

菊花、金银花有清热的功效，有保护喉咙、缓解声带疲劳的作用，可改善咽喉肿痛；白芍具有清肝火、敛阴止汗的功效。三者合用可以清热解毒、消暑生津。

·小茶包巧用法·

白糖主要用来调味，也可以使用具有润肺功效的冰糖。

冰糖南瓜子茶

预防长期用嗓过度导致的咽喉不适

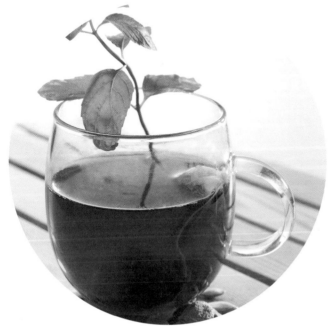

原料

生南瓜子 50 克，
冰糖适量。

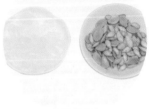

制作

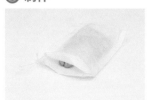

1.将南瓜子保留壳，直接用刀切碎，装入茶包中。

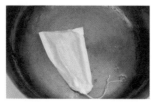

2.将茶包放入锅中，添适量清水，煎煮10分钟。

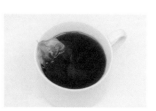

3.取出茶包，加入冰糖，溶化后把汁液装杯即可饮用。

·功效·

预防长期用嗓过度导致的咽喉不适；补肾气，预防前列腺疾病；改善面色发黄。

·小茶包巧用法·

南瓜子完全可以自己收集，从南瓜瓤里把南瓜子掏出来，不要清洗，直接放在阳台，晾干就可以使用。

盐橘解酒茶

饮酒前后喝，有解酒作用

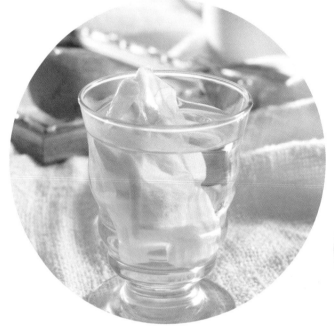

原料

新鲜橘皮2个，
食盐4克。

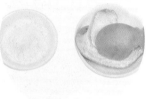

🌏 制作

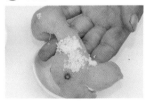

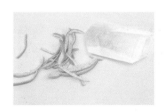

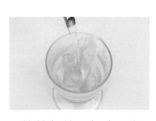

1.将橘皮用清水洗净，
用适量食盐在橘皮上轻
轻揉搓半分钟。

2.将橘皮切细丝，装入
茶包袋中。

3.将茶包放入杯中，加入
适量沸水，加少许盐浸泡
10分钟即可饮用。

·功效·

　　该茶于饮酒前后喝有解酒作用，特别是对
喝啤酒醉酒有效。它可以防止啤酒寒凉伤胃，
并且可以开胃、化痰、通便、预防感冒。

·小茶包巧用法·

　　如果有面粉，最
好将橘子皮用加面粉
的清水泡10分钟，再
清洗干净。

橘红牛蒡醒酒茶

化痰理气、醒酒

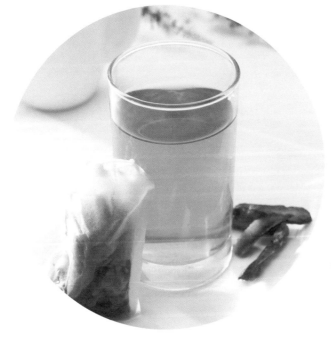

原料

橘红 20 克，牛蒡 20 克，绿茶 9 克。

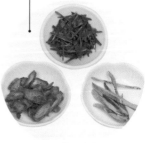

🍵 制作

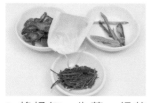

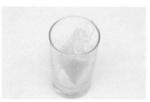

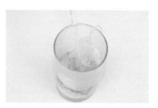

1.将橘红、牛蒡、绿茶放入茶包中。

2.将茶包放入杯子中。

3.冲入沸水，浸泡10分钟，取出茶包即可饮用。

·功效·

　　橘红能理气调中、燥湿化痰；牛蒡能降血糖、降血脂、降血压、补肾壮阳；绿茶能提神清心、去腻醒酒、生津止渴、降火明目。诸药合用，能化痰理气、醒酒、恢复体力。

黄芪茉莉花茶

减轻电脑辐射对人体的影响

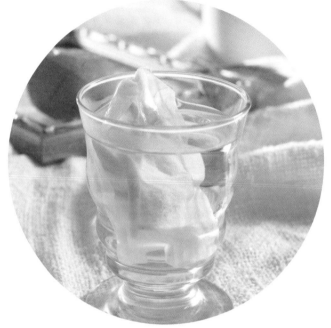

原料

黄芪 10 克，茉莉花 10 克。

🌐 制作

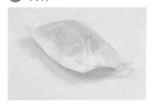

1.将黄芪、茉莉花装入茶包中。

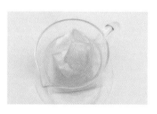

2.将茶包放入杯子中。

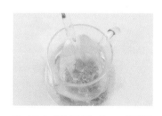

3.加入适量沸水，浸泡30分钟，取出茶包即可饮用。

·功效·

　　该茶能减轻电脑辐射对人体循环系统、免疫系统、生殖系统和代谢功能的影响。

·小茶包巧用法·

　　每日数次用85℃开水冲泡后代茶频饮，效果更佳。

酸枣仁白菊花茶

消除辐射带来的头痛、失眠等问题

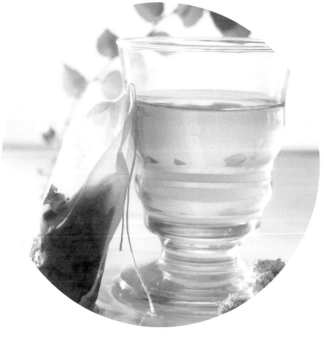

原料

酸枣仁 10 克，
白菊花 3 克。

🫖 制作

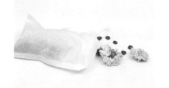

1.将酸枣仁、白菊花装
入茶包袋中。

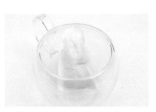

2.将茶包放入杯子中。

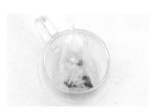

3.加入适量沸水，浸泡
30分钟，取出茶包即可
饮用。

·功效·

该茶可预防由电磁波辐射引起的
头痛、心悸、失眠、女性经期紊乱、
心动过缓、心搏出量减少、免疫功能
下降等。

·小茶包巧用法·

可以加点冰糖或蜂蜜
饮用。

牛奶红茶

补充气血，让身体更强健

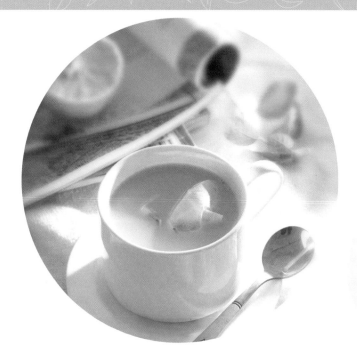

原料

红茶3克，食盐2克，
牛奶 100 毫升。

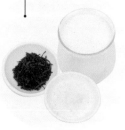

🍵 制作

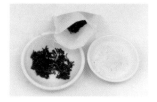

1.将红茶装入茶包中。

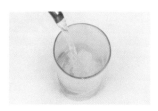

2.将茶包放入杯子中，
加入适量沸水，浸泡3
分钟。

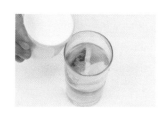

3.取出茶包，加入牛奶、
食盐搅匀，即可饮用。

·功效·

红茶中加入牛奶一起饮用，可有效地
补充气血、强身健体。

·小茶包巧用法·

牛奶用量以调制
成的红茶呈橘色或黄
红色为度。

人参红枣茶

补气养血，增强体质

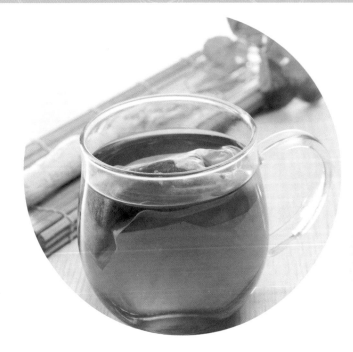

原料

人参5克，红枣5克，
红茶3克。

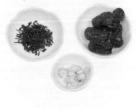

制作

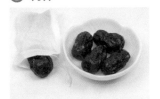

1.将人参、红枣、红茶
一起放入茶包中。

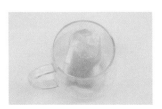

2.将茶包放入杯子中。

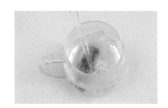

3.冲入沸水，浸泡片刻
即可饮用。

·功效·

人参与红枣搭配红茶一
起饮用，可以补气养血、增
强体质。

·小茶包巧用法·

还可以将人参与红枣一起放入
锅中煮至软烂时加入红茶水，再煮5
分钟即可饮用。

天麻川芎茶

醒脑清神

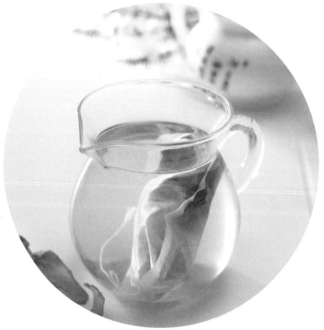

原料

天麻6克，川芎6克。

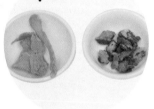

🍵 制作

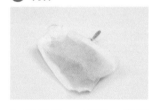

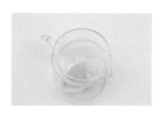

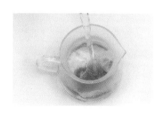

1.将天麻、川芎一起放入茶包中。

2.将茶包放入杯子中。

3.冲入沸水，浸泡片刻即可饮用。

·功效·

天麻与川芎搭配饮用，有醒脑清神的功效，尤其是对头痛、颈部酸痛和偏头痛有帮助。

·小茶包巧用法·

用脑过多的上班族和学生每天喝1杯，能令思绪清晰，防止头痛。

生脉补气茶

强身健体，补血

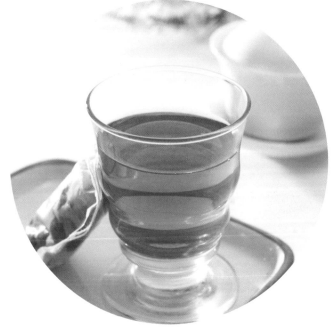

原料

党参9克，桂圆肉9克。

制作

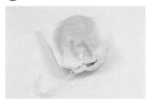

1.将党参、桂圆肉一起放入茶包中。

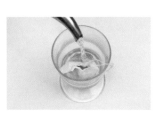

2.将茶包放入杯子中，冲入沸水。

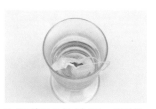

3.浸泡10分钟后，取出茶包即可饮用。

·功效·

党参与桂圆肉一起泡茶饮，能有效补血与强身健体，适用于面色苍白、容易疲倦、四肢无力、心悸、失眠者饮用。

·小茶包巧用法·

党参也可以用西洋参来代替。

红枣茶

养肝补血

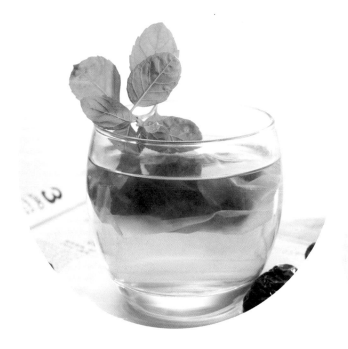

原料

红枣 5 克。

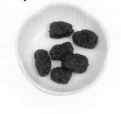

制作

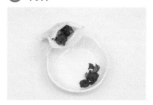

1.将红枣切碎，放入茶
包中。

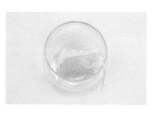

2.将茶包放入杯子中。

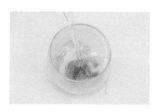

3.加入适量沸水，闷泡
5分钟，取出茶包即可
饮用。

·功效·

红枣具有健脾和胃、养肝补血、
益气生津的功效，泡茶饮用后能更好
地养肝补血。

·小茶包巧用法·

此茶取材、做法简
单，红枣可以直接食用。

黄精茶

健身，增强记忆力

原料

黄精 6 克。

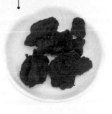

🍵 制作

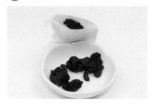

1.将黄精装入茶包中。

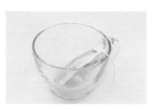

2.将茶包放入杯子中。

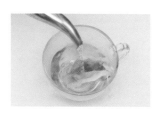

3.加入适量沸水，闷泡5分钟，取出茶包即可饮用。每日1剂，代茶饮用。

·功效·

该茶具有健身、增强记忆力、乌发的功效，并且对延缓衰老有一定作用。

·小茶包巧用法·

泡过茶的黄精可以留用于炖鸡汤等，同样具有滋补养身功效。

荷叶山楂茶

消热解暑，健脾开胃

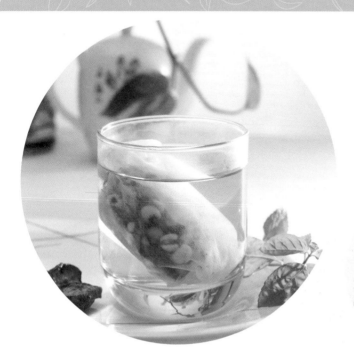

原料

荷叶 5 克，山楂 5 克，
薏苡仁 3 克。

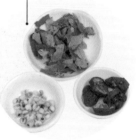

🍵 **制作**

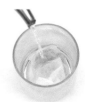

1.将荷叶、山楂、薏苡
仁一起装入茶包中。

2.将茶包放入杯子中。

3.加入适量沸水，闷泡
10分钟，取出茶包即可
饮用。

·功效·

　　荷叶有清暑利湿的功效，山楂有消食
健胃的作用，薏苡仁则有利水消肿、健脾
清热的功效。三者搭配泡茶，清香开胃，
不仅能消热解暑，还能健脾开胃。

·小茶包巧用法·

　　因为山楂食用过多
会刺激肠胃，所以可加
入适量红枣，让茶饮更
平和好喝。

山楂白术茶

解渴开胃，促进消化

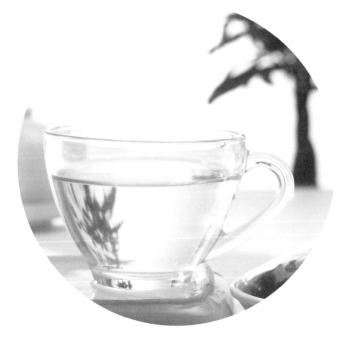

原料

乌龙茶 2 克，山楂 10 克，白术 10 克。

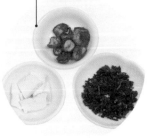

🫖 制作

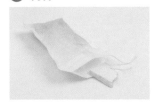

1.将山楂、乌龙茶、白术一起装入茶包中。

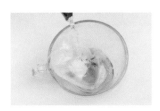

2.将茶包放入杯子中，加入适量沸水。

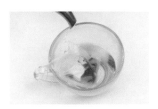

3.闷泡10分钟，取出茶包即可饮用。

·功效·

乌龙茶、山楂、白术一起搭配泡茶饮用，可以起到固齿健脾、开胃明目的作用，对龋齿、食欲缺乏、消化不良、脾胃虚弱、腹胀积食等症有防治作用。

·小茶包巧用法·

乌龙茶也可用铁观音和大红袍代替。

山楂槐花茶

开胃助消化，降低胆固醇

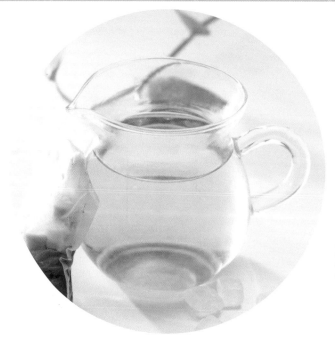

原料

山楂 10 克，槐花 6 克，茯苓 10 克，冰糖适量。

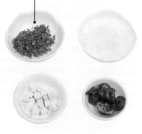

🍵 制作

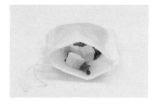

1.将山楂、槐花、茯苓一起装入茶包中。

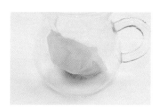

2.将茶包放入杯子中。

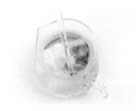

3.加入适量沸水，闷泡10分钟，取出茶包，加入冰糖即可饮用。

·功效·

山楂、冰糖、槐花、茯苓一起搭配饮用，酸甜可口，具有开胃助消化、降低胆固醇、舒张血管、预防脑卒中的作用。

·小茶包巧用法·

还可加入适量蜂蜜，但不可空腹饮用。

川芎白芷茶

活血行气，祛风止痛

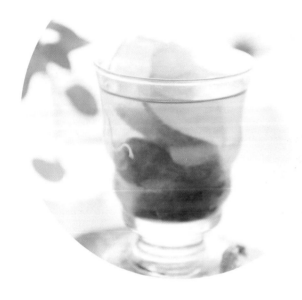

原料

白芷6克，川芎6克。

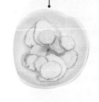

🍵 制作

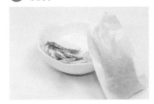

1.将白芷、川芎一起装入茶包中。

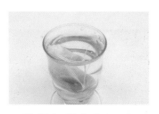

2.将茶包放入杯子中，加入适量沸水。

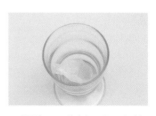

3.闷泡10分钟，取出茶包即可饮用。

·功效·

白芷与川芎一起泡茶饮用，能散寒解表、活血行气、祛风止痛，适用于神经痛。

·小茶包巧用法·

每日1剂，分2次饮服，连服5～10日见效。

茴香茶

散寒止痛，理气和胃

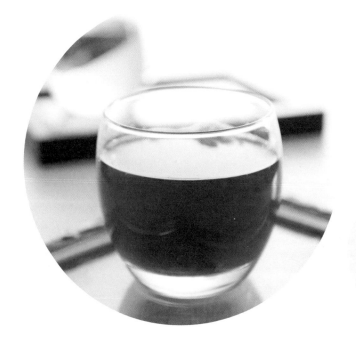

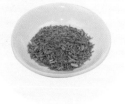

原料

茴香30克。

🍵 制作

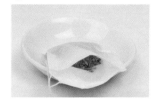

1.将茴香装入茶包中。

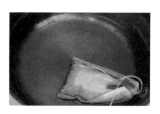

2.将茶包放入锅中，加入适量清水，小火煎煮15分钟。

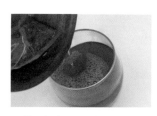

3.将汁液倒入杯中即可饮用。

·功效·

　　茴香是集药用、调味、食用于一身的多用植物，用来泡茶，具有温肝肾、暖胃气、散结、散寒止痛、理气和胃的功效。

·小茶包巧用法·

　　适宜食滞、消化不良者饮用。

姜苏茶

疏风散寒，理气和胃

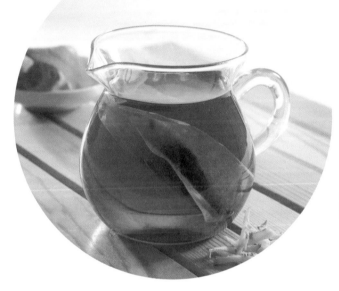

原料

生姜 3 克，紫苏叶 3 克。

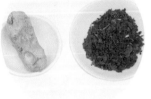

🍵 制作

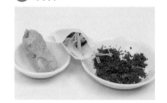

1.将生姜切丝，与洗净的紫苏叶一起放入茶包。

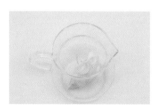

2.将茶包放入杯子中。

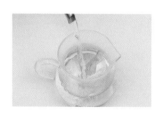

3.冲入沸水，浸泡10分钟即可饮用。

·功效·

生姜、紫苏叶一起泡茶饮用，具有疏风散寒、理气和胃的功效。

·小茶包巧用法·

每日2剂，上、下午各温服1剂，效果明显。

陈皮茶

消暑，止咳，化痰，健胃

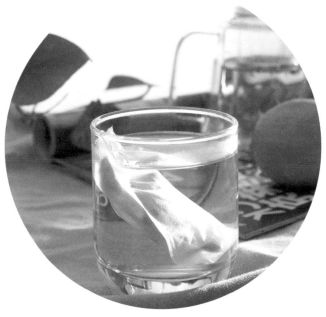

原料

陈皮 10 克，白糖适量。

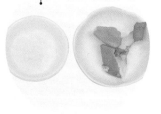

🍵 **制作**

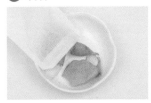

1.将陈皮装入茶包中。

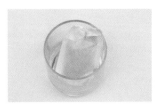

2.将茶包放入杯子中。

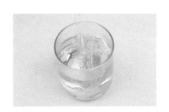

3.加入适量沸水,闷泡10分钟，取出茶包，加入白糖调味即可。

·功效·

陈皮具有理气健脾、燥湿化痰的功效。常饮此茶，既能消暑，又能止咳、化痰、健胃。

·小茶包巧用法·

稍凉后，放入冰箱中冰镇一会儿再饮用，消暑止咳的效果更明显。

乌梅茶

生津止渴，敛肺止咳

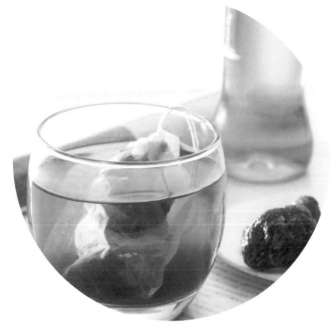

原料

乌梅数个，茶叶适量。

制作

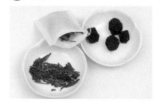

1.将乌梅、茶叶一起放入茶包中。

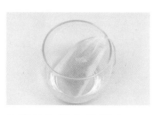

2.将茶包放入茶杯中。

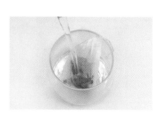

3.冲入沸水，浸泡10分钟即可饮用。

·功效·

具有敛肺、涩肠、生津功效的乌梅搭配茶叶饮用，可起到生津止渴、敛肺止咳、涩肠止泻的作用。

·小茶包巧用法·

还可以将乌梅洗净，加入白糖，置瓦罐中捣烂后放入茶包中，冲泡饮用。

无花果茶

清肺止咳

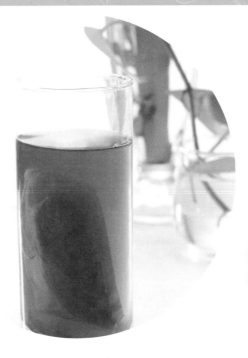

原料

无花果 10 克，
川贝母 3 克，
花茶 3 克。

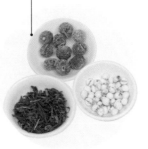

制作

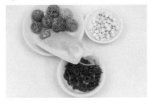

1.将无花果、川贝母、
花茶装入茶包中。

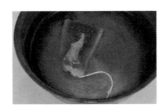

2.将茶包放入锅中，添
入适量清水，小火煎煮
15分钟。

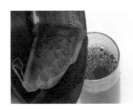

3.将汁液倒入杯中即可
饮服。

·功效·

　　润肺利咽的无花果与润肺止咳的川
贝母搭配饮用，再配以花茶，具有清肺
止咳、消肿解毒的功效。

·小茶包巧用法·

　　此茶中使用的无花果
在中药房有售。

桂花橘皮茶

燥湿化痰，理气散瘀

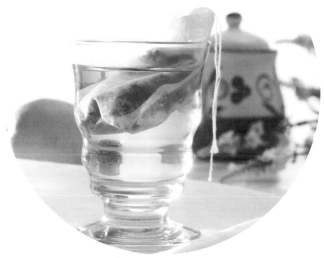

原料

干桂花 3 克，橘皮 10 克。

🍵 制作

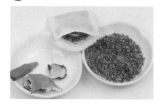

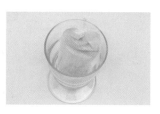

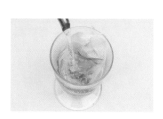

1.将干桂花、橘皮放入茶包中。

2.将茶包放入杯子中。

3.冲入沸水，浸泡10分钟即可饮用。

·功效·

　　具有暖胃止痛、化痰散瘀功能的桂花加理气化痰的橘皮一起泡茶饮用，可以起到燥湿化痰、理气散瘀的作用。

·小茶包巧用法·

　　每日1剂，坚持服用，效果会比较明显。

冬瓜茶

消肿解毒

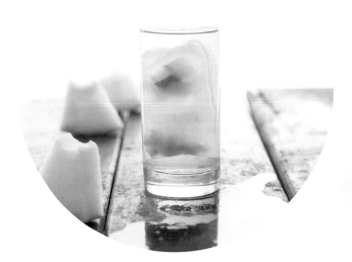

原料

冬瓜 200 克，生姜 10 克。

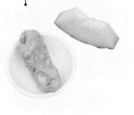

🍵 制作

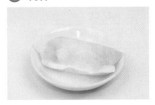

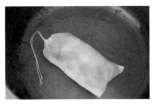

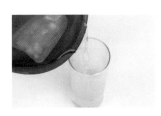

1.冬瓜、姜洗净，切成碎块，一起装入茶包中。

2.将茶包放入锅中，添入适量清水，小火煎煮10分钟。

3.将汁液倒入杯中即可饮服。

功效

这是一道有利于减肥的饮料，因为冬瓜与生姜搭配具有解毒消肿的养生功效。

小茶包巧用法

泡制好的冬瓜茶，无论冷饮、热饮皆可。

薏苡仁红茶

祛除体内的湿气，使肠胃更健康

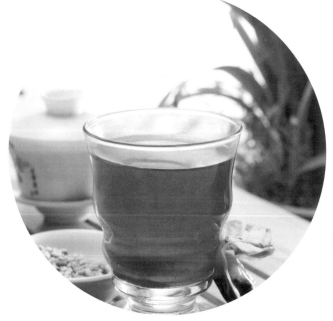

原料

薏苡仁 100 克，
红茶 3 克。

🍵 制作

1.将红茶装入茶包中。

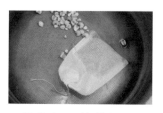

2.将茶包、薏苡仁放入
锅中，添入适量清水，
小火炖煮30分钟。

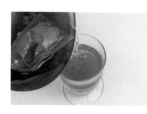

3.将汁液倒入杯中即可
饮服。

· 功效 ·

　　该茶能去除体内的湿气，使肠胃更
健康，也可以用来辅助治疗胃胀。

· 小茶包巧用法 ·

　　还可以加点食盐，
祛湿效果更明显。

酸枣仁人参茶

补益气阴，安神宁心

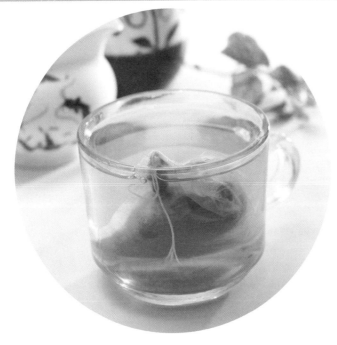

原料

炒酸枣仁 3 克，人参 3 克，麦冬 9 克，竹茹 6 克，桂圆肉 6 枚。

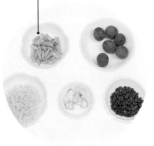

🍵 制作

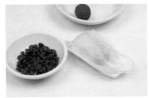

1.将炒酸枣仁、人参、麦冬、竹茹、桂圆肉装入茶包中。

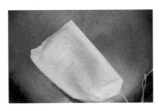

2.将茶包放入锅中，添入适量清水，小火煎煮15分钟。

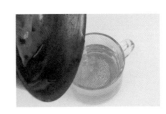

3.将汁液倒入杯中即可饮服。

·功效·

　　该茶补益气阴、安神宁心。适用于气血不足、津液受损、夜卧不眠、体质虚弱、精神不振、失眠等。

·小茶包巧用法·

每日早晚各一次。

合欢花茶

理气安神

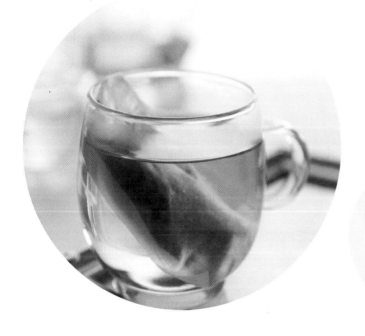

原料

合欢花 9 克。

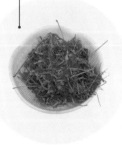

制作

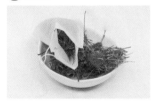

1.将合欢花装入茶包中。

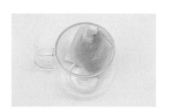

2.将茶包放入杯子中。

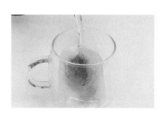

3.加入适量沸水，闷泡10分钟，取出茶包即可饮服。

·功效·

患胸胁胀满、忧郁不解、失眠健忘的人，利用合欢花的解郁、理气、安神功用，可以改善症状。

·小茶包巧用法·

可以加入蜂蜜或砂糖调味。

第六章

降火凉茶，对症辅助防治

凉茶的配方多种多样，其功效也不尽相同。其总的作用是清热解毒、清肺润燥、解暑。除此之外，更有止咳、抵抗感冒等常见功效。本章将凉茶最常用的功效列出，方便读者查找使用。

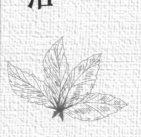

凉茶，清热去火保健康

《 煮一壶好凉茶的 5 大关键 》

1 选最好的料

挑选中草药应注意避免挑选到次品、假药，应在有信誉有保证的正规医院、中药房购买。

2 正确地清洗、浸泡

中草药在煎煮之前应进行简单的清洗，以去除运输、储存过程中所沾染的灰尘。但注意不要清洗过度，简单冲洗即可，以免损耗药材的有效成分。清洗之后，再进行浸泡，使药材软化，含有的有效成分更易释出，一般说来，浸泡20～30分钟即可。

3 选最适合的煲

传统最常用的器具是陶制砂锅，广东民间称为"茶煲"。陶制砂锅化学性质极为稳定，受热、传热缓慢且均匀，有利于凉茶原料有效成分的释出，且不易与原料的成分发生化学反应。

除了陶制砂锅，不锈钢器皿也是煎煮凉茶的理想用具，它具有轻便、化学性质稳定、无锈无毒、耐酸、耐腐蚀、受热快等特点。

4 正确地煎

煎凉茶时，加水应适量，一般是药物重量的5～6倍，或是药物体积的1～2倍，煎凉茶的水应一次性放足，切勿在煎的过程中添加。

传统中医将煎煮中药汤剂的火力按大小分为武火、中火和文火3种。凉茶中用的中草药通常为芳香发散之物，通常在武火煮沸后改用中火再煎20～30分钟，二煎的时间宜控制在15～20分钟，然后把两次煎出的茶汤混合后服用。在煎煮过程中，可以用洁净的筷子把药物翻掀1～2次，避免粘锅并使药物能充分受热释放出有效成分。

5 选最适合的盛器

玻璃壶、瓷碗、茶杯都可以，但从药性的最好发挥角度来说，还是带盖泥陶壶最为适宜。一则它不伤料，二则它装茶不馊，三则它比其他容器更具备降温的作用。

分清服法饮凉茶

传统中医历来对汤剂服用有相应指引。

饭前服、饭后服：

中医认为，病在下时应饭前服用，有利于药效下达；病在上时易饭后服，使药性上引，更好地作用于病体。

睡前服：

具有清心安神功效的凉茶适宜在睡前 30 ～ 60 分钟时服用。

顿服：

指将凉茶一次性服下，多用于重症和急症。

频服：

不拘次数频繁服用，多用于咽喉、口腔疾病。

分服：

将煎好的凉茶分次服用，通常分为两次服用，普通病症均适用。

温服：

将煎好的凉茶静置至不冷不热（约 35℃）的时候饮用，适用于药性平和、益气的药物，可降低药物的副作用及对肠胃的刺激。

热服：

趁凉茶还在温热的时候服用，增强其发汗解表的功效，适用于感冒发热等症。

冷服：

将凉茶晾凉后饮用，适用于热证所致的急病、重病。

至于具体每种凉茶何时、如何服用，书中均有详细明确的指引。需要注意的是，"是药三分毒"，凉茶采用的多为中草药，不应长时间过量饮用。

此外，饮用凉茶期间不宜同时进食影响凉茶药性发挥或产生不良后果的食物。通常饮凉茶时应忌生冷、油腻、辛辣等不易消化及有特殊刺激性的食物；寒性病症者不宜食用生冷食物，热性病症者忌食辛辣、油腻食物；常头晕、烦躁易怒者忌食胡椒、辣椒、葱、蒜和酒等。

饮用凉茶的 5 大误区

误区一 ：连渣一起喝

凉茶煮好后应隔除药渣再饮用，此时药物的有效成分已经基本溶于凉茶中，而药渣中通常存留部分药物互相作用的结晶体和药物表面的浮尘，一般不适宜食用。

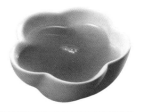

误区二 ：喝罐装凉茶更健康

罐装凉茶含糖量高，不是人人皆宜的健康饮品，也就是说，不是所有的人都可以把这种凉茶当作普通饮料喝。

误区三 ：喝隔夜凉茶

过去，很多百姓会在晚上睡前把凉茶料放进陶制带拎把的大茶壶里，经过一夜浸泡，第二天一家人能喝上一天。其实这样做是不健康的，任何茶都不要喝隔夜的，哪怕你用的是紫砂茶壶。

误区四 ：凉茶凉喝

一般人认为，凉茶一定是凉着喝，其实不然。广东传统凉茶虽有很多种类和配方，但是人们基本上都是热着喝。夏季暑湿较重，广东人习惯喝热的凉茶，一是热茶喝完之后更能浑身出汗、清凉爽快；二是热茶能清热解毒、健脾利湿。凉茶性味偏寒凉，易损害人体的阳气和津液，如果把凉茶在冰箱里冰镇后饮用的话，不仅丧失了热饮的作用，更重要的是损伤胃肠。

小提示：虽然凉茶只需煮 5 ～ 10 分钟，但一般要等它凉了再喝却要花半天工夫。有种节约时间的办法，即可以往煮好的凉茶里冲凉白开水，这并不影响凉茶的功效。

误区五：凉茶适宜所有人

因为凉茶里含有大量寒凉中草药，既然有"药"，就会有一定的禁忌证，因此不适合所有人饮用。

（1）月经期女性、孕妇和产褥期女性不宜饮用

女性于月经期和产后身体极为虚弱，对冷热的刺激极为敏感。如果由于天气热而不加节制地饮凉茶，虽然可以感到胃内一时的凉爽，但这些药物吸收入血液后，寒凉的刺激就会使血流滞涩，甚至形成瘀血，引起痛经、月经不调、经量减少，严重的还有可能引起大出血、闭经。含有番泻叶、牵牛子、大黄、桃仁、红花等的凉茶，孕妇禁用，服用后可引起胎动不安，甚至流产。

（2）儿童不宜饮用

儿童是纯阳之体，所以特别容易上火。但喝凉茶并不是预防孩子上火的好办法。因为儿童的脾胃调节功能尚处在建立和完善的阶段，对外来药物的寒凉刺激不能及时调整和适应，反而会因为药物直接作用于脾胃影响消化吸收，出现腹痛、腹泻。

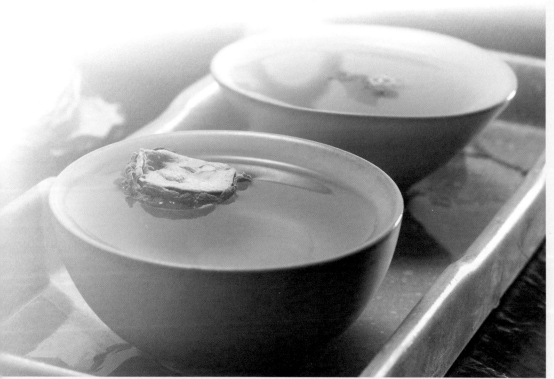

泻火自愈茶

饮用方法：每日1剂，早晚饭后分服。

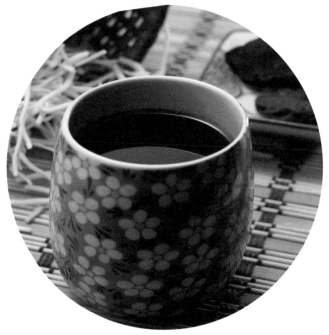

原料

生地黄、车前草各 20克，淡竹叶10克， 灯心草10扎。

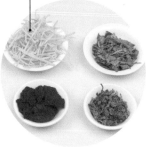

🍵 制作

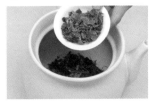

1. 锅中放入生地黄、车前草、淡竹叶、灯心草。

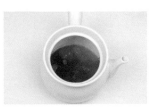

2. 锅中添入3碗清水，武火煎沸，中火煎至剩1碗水。

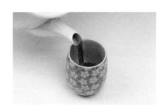

3. 锅中再加入2碗清水，武火煎沸，中火煎至剩半碗水，盛出即可。

·功效·

生地黄清热凉血、泻火，灯心草清心泻热，淡竹叶、车前草导热下行。诸药合用，清心凉血、泻火止痛，则口疮自愈。

·注意·

脾肾阳虚者忌用。

石冬茶

饮用方法：每日1剂。

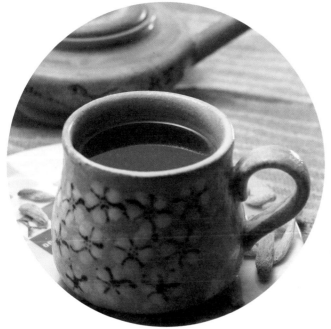

原料

天冬、麦冬、茵陈
各20克, 石斛12克。

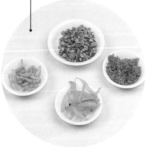

🍵 制作

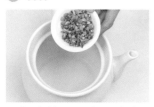

1. 锅中放入天冬、麦冬、茵陈、石斛。

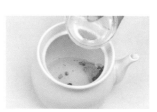

2. 锅中添入3碗水，浸泡20分钟，武火煎沸，中火煎至剩1碗水。

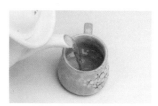

3. 锅中再添入2碗水，武火煎沸，中火煎至剩半碗水，盛出即可。

🍃 ·功效·

　　石斛、天冬、麦冬均能清热、生津、育阴；茵陈味苦，除湿清热。四药合用，能补阴虚、清热解毒、生津。复发性口腔溃疡、虚烦、手足心热、舌红、苔少者尤其适宜。

荷叶扁豆茶

饮用方法： *每日1剂，代茶频饮。*

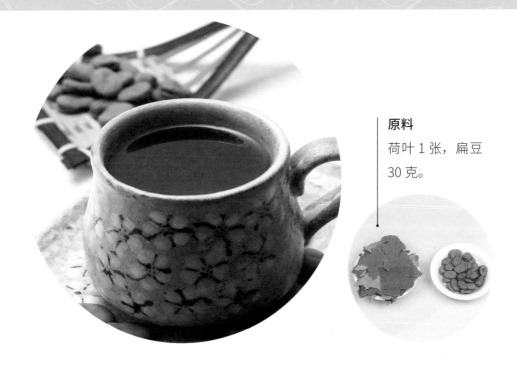

原料

荷叶 1 张，扁豆 30 克。

🍵 制作

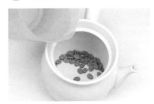

1. 锅中放入扁豆，添入3碗水，浸泡20～30分钟。

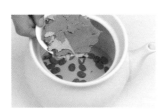

2. 锅中加入荷叶，武火煎沸。

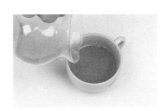

3. 中火煎至剩1碗水，盛出即可。

·功效·

荷叶清暑利湿，扁豆化湿消暑。二者合用，能清暑利湿、清热解毒，对身倦困重、胸闷纳呆、口干、咽燥、苔黄腻有很好的疗效。

·注意·

阳虚、脾胃虚寒者忌用。

薄荷茶

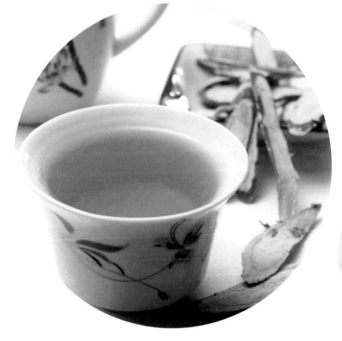

原料

薄荷叶、甘草各
6克，白糖适量。

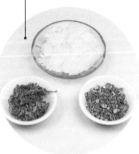

制作

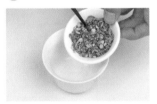

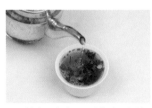

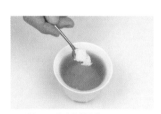

1. 将薄荷叶、甘草置于
茶杯中。

2. 茶杯中加入沸水冲泡
5分钟，过滤。

3. 放入白糖搅匀即可。

功效

　　薄荷能杀菌抗菌、清心明目；甘草能补脾益气、止咳润肺、缓急解毒、
调和诸药。二者搭配蜂蜜饮用，能提神醒脑，预防中暑，并对流行性感冒、
头痛、目赤、身热、咽喉肿痛、牙龈肿痛等症有很好的疗效。

桑菊杏仁茶

饮用方法： 每天1剂，代茶频饮。

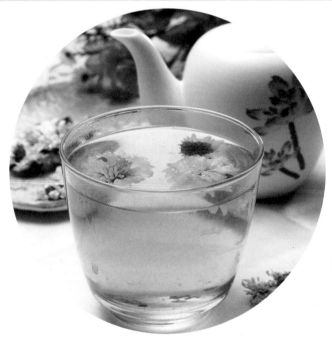

原料

桑叶、菊花、杏仁各10克，冰糖适量。

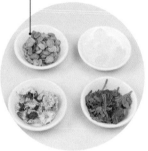

🍵 制作

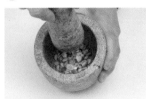

1. 将杏仁捣碎。

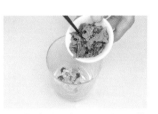

2. 将杏仁碎、桑叶、菊花、冰糖共置茶杯中。

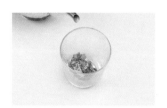

3. 茶杯中加入沸水，冲泡15分钟左右即可。

🌿 ·功效·

桑叶具有疏散风热、清肺润燥的功效；菊花具有清肝明目、降低血压的功效；杏仁具有生津止渴、润肺平喘等功效。诸药合用，能清热疏风、化痰利咽，对于因伤风感冒引起的多痰、咳嗽、气喘等症均有显著疗效，可用于风热感冒、肺热燥咳、头晕头痛、目赤昏花等病症。

山楂利咽茶

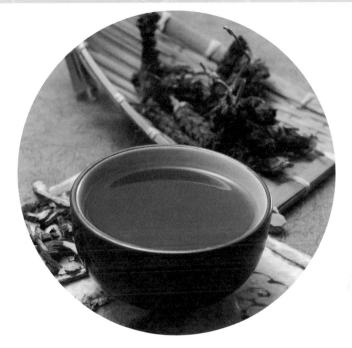

原料

山楂、丹参各 20
克，夏枯草 15 克。

🍵 制作

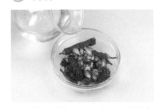

1. 将山楂、丹参、夏枯草用清水略洗。

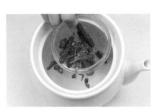

2. 锅中放入山楂、丹参、夏枯草，添入水浸泡20分钟。

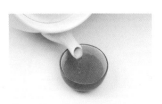

3. 武火煎沸，改中火煎30分钟，过滤取药汁即可。

·功效·

　　山楂能镇静、化瘀、促进血液循环、防衰老；丹参能凉血活血、止痛、清心除烦、安神；夏枯草味苦、辛，性寒，能清肝火、散结、明目、降血压。三者合用，能活血散瘀、散结、清热利咽，尤其适宜咽部疼痛、咽部淋巴滤泡增生明显者饮用。

橄榄茶

饮用方法：每天1剂，代茶频饮。

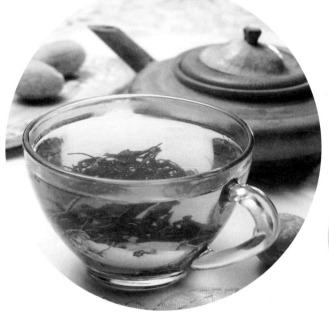

原料

橄榄 2 个，绿茶 10 克。

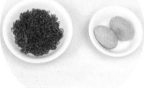

🍵 制作

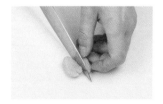

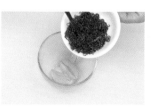

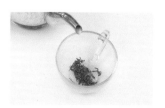

1. 将橄榄连核切成两半。

2. 茶杯中放入橄榄、绿茶。

3. 冲入开水，加盖闷5分钟左右即可。

·功效·

橄榄具有清热、利咽喉、解酒毒的功效；绿茶具有提神清心、清热、化痰、生津止渴、降火的功效。二者合用，能清热利咽，主治咽喉肿痛、烦渴等症。

·注意·

胃酸、胃热者不宜饮用。

清音茶

饮用方法：每天1剂，代茶频饮。

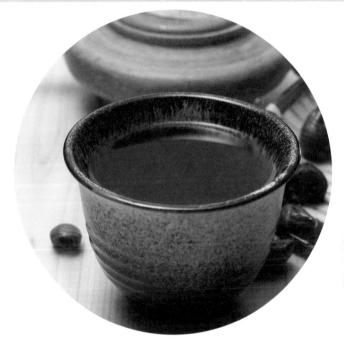

原料

胖大海 5 克，蝉蜕 3 克，石斛 15 克。

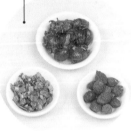

🍵 制作

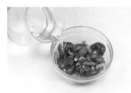

1. 将胖大海、蝉蜕、石斛用清水略洗。

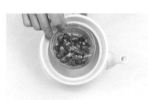

2. 锅中放入胖大海、蝉蜕、石斛，添入3碗水，浸泡20～30分钟。

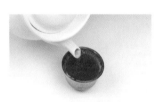

3. 武火煎沸，改中火煎30分钟，熬至剩1碗水，盛出即可。

 ·功效·

　　胖大海能清宣肺气、利咽解毒、清肠通便；蝉蜕能散风除热、利咽；石斛能生津益胃、清热养阴，常用作治热病伤津、口干烦渴。诸药合用，能养阴润喉、利咽，适宜肺热声哑、干咳无痰、咽喉干痛伴有声音嘶哑者，可以用于风热犯肺所致的急性咽炎、扁桃体炎。

鲁太爷甘露茶

饮用方法：每日1剂，分2次服。

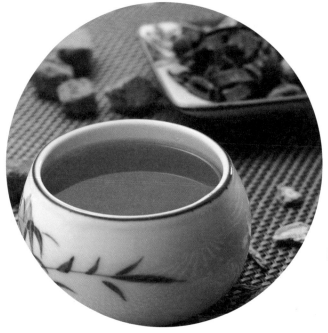

原料

山楂、神曲、麦芽、防风、陈皮、乌药、厚朴、枳壳、绿茶各6克。

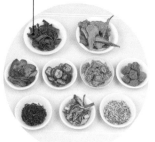

🍵 制作

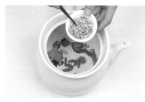

1. 将山楂、神曲、麦芽、防风、陈皮、乌药、厚朴、枳壳、绿茶置于锅中。

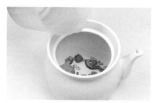

2. 锅中添入2碗清水。

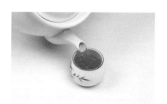

3. 中火煎至剩大半碗水，滤出即可。

·功效·

山楂、麦芽消食导滞，神曲消食和胃，陈皮、乌药、厚朴、枳壳行气宽中，防风解表祛风，绿茶清热消滞。九者合用，能祛风散热、除湿消滞，尤其适宜轻型感冒兼有肠胃不适症状者饮用。

薄荷甘草茶

饮用方法：每日代茶频饮。

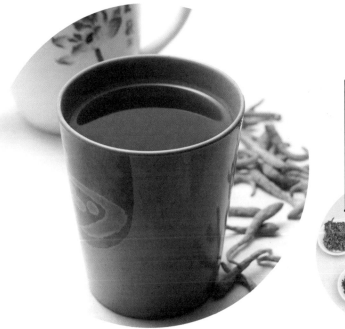

原料

薄荷叶、太子参各
10 克，甘草、绿茶
各 5 克，白糖适量。

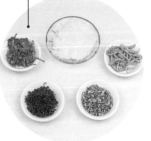

制作

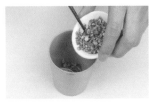

1. 将薄荷叶、太子参、甘草、绿茶置于茶杯中。

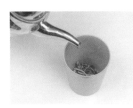

2. 茶杯中冲入沸水，浸泡约10分钟。

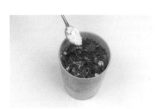

3. 加入白糖调匀即可。

·功效·

　　薄荷能杀菌抗菌、清心明目；太子参有补气益血、生津、补脾胃的作用；绿茶具有提神清心、清热解暑、降火明目的作用；甘草补脾益气、止咳润肺、调和诸药。诸药合用，能解热消暑、清凉解毒、发汗解表；对头痛目赤、咽喉肿痛、风热感冒等症，疗效甚佳。

清热感冒茶

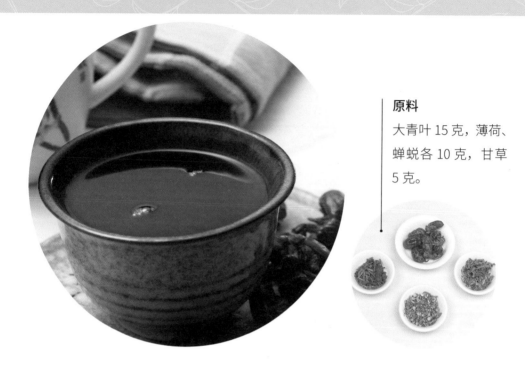

原料

大青叶 15 克，薄荷、蝉蜕各 10 克，甘草 5 克。

🍵 制作

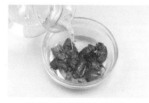 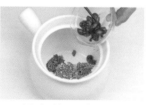 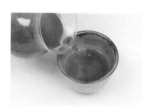

1. 将蝉蜕用清水略洗。

2. 锅中放入大青叶、薄荷、蝉蜕、甘草，添入3碗水，浸泡20～30分钟。

3. 武火煎沸，中火煎至剩1碗水，滤出即可。

·功效·

薄荷、蝉蜕辛凉疏泄，发表解肌；大青叶清解流感病毒；甘草缓急和中。四药合用，能辛凉解肌、散风清热。

 ·注意·

体虚流感者忌用；孕妇慎用。

核桃生姜茶

饮用方法：每日1剂。

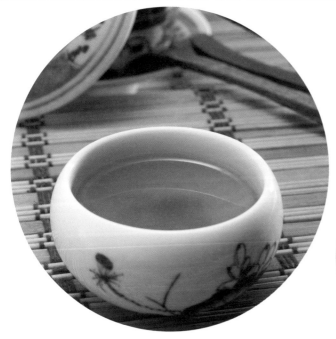

原料

核桃仁、葱白各 20 克，茶叶 15 克，生姜适量。

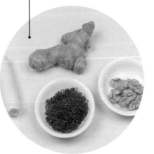

🫖 制作

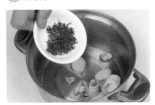

1. 生姜切片，将核桃仁、葱白、茶叶、生姜片放入锅中。

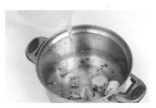

2. 锅中加入3碗水，中火熬至剩1碗水。

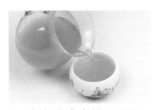

3. 过滤后盛出饮用即可。

🌿 ·功效·

核桃仁有补肾、温肺、润肠等功效；葱白发汗解表、散寒通阳，主治风寒感冒轻症；生姜能解表散寒、温中止呕、化痰止咳，有温暖、发汗等作用，适用于外感风寒等症；茶叶能生津止渴、提神清心。诸药合用，能解表散寒，预防并治疗季节性流感。

❋ 润肺止咳 ❋

西洋参陈皮茶

饮用方法：每日1剂，代茶频饮，连喝一周。

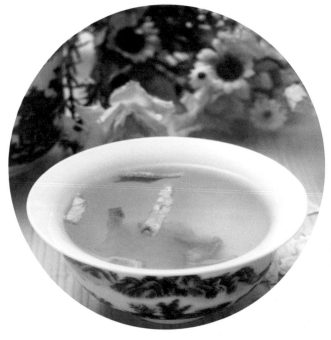

原料

西洋参 10 克，陈皮若干，白糖适量。

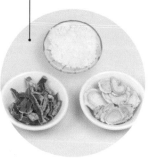

🍵 制作

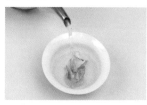

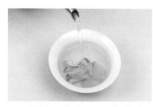

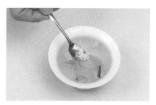

1. 将陈皮用清水洗净，西洋参、陈皮放入茶杯中，注入开水，泡洗一次。

2. 茶杯中重新注入开水，泡10分钟，待完全出味。

3. 加入白糖调味即可。

🌿 ·功效·

西洋参能补气养阴、清火生津，对津液不足、口渴舌燥均有疗效；陈皮辛散温通，气味芳香，长于理气，能入脾肺，故既能行散肺气壅遏，又能行气宽中。二者合用，能止咳化痰、清心润肺。

荸荠茅根茶

饮用方法：每日1剂，分3～4次服饮。

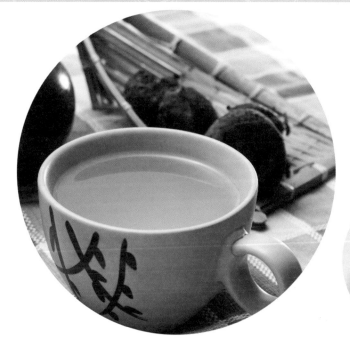

原料

鲜荸荠、鲜茅根各
100克，白糖适量。

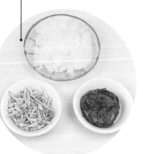

🍵 制作

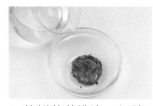

1. 将鲜荸荠洗净、切碎。

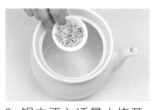

2. 锅中添入适量水烧开，
投入荸荠块、茅根。

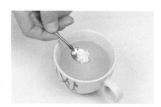

3. 煮20分钟后，去渣，
加入适量白糖搅匀即
可。

·功效·

　　荸荠性寒，味甘，具有清热化痰、开胃消食、生津润燥、明目醒酒的功
效，适用于阴虚肺燥、咳嗽多痰、烦渴便秘、酒醉昏睡等症的治疗；茅根能
凉血止血、清热利尿。二者合用，能清热化痰、生津止渴、降压利尿。

桑菊芦根北杏茶

饮用方法：每日1剂。

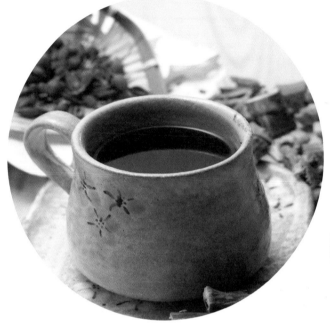

原料

芦根 20 克，桑叶、菊花各 15 克，桔梗 12 克，北杏仁、连翘各 10 克。

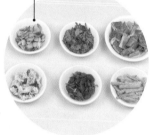

制作

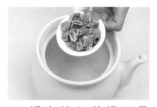

1. 锅中放入芦根、桑叶、菊花、桔梗、北杏仁、连翘。

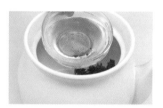

2. 锅中添入3碗清水。

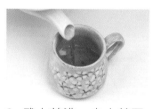

3. 武火煎沸，中火煎至剩1碗水，盛出即可。

· 功效 ·

桑叶、菊花辛凉清透，疏风清热；北杏仁、桔梗宣降肺气，止咳化痰；连翘清心泻热；芦根清热、生津止渴。诸药共用，能疏风清热、宣肺止咳。

· 注意 ·

风寒咳嗽者忌用。

枇杷款冬花茶

饮用方法： 每日1剂，频服。

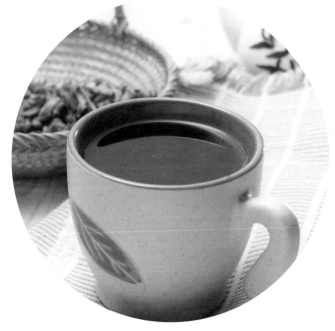

原料

枇杷叶 15 克，款冬花 12 克，蜂蜜适量。

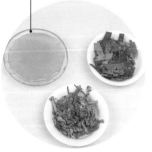

制作

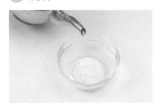

1. 将蜂蜜加适量水稀释。

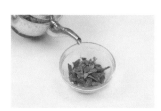

2. 将枇杷叶、款冬花置于蜜汁中充分浸泡，滤干。

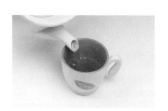

3. 锅中添入3碗水，武火煎沸，中火煎至剩1碗水，过滤盛出即可。

·功效·

枇杷叶味苦，性微寒，能化痰止咳润肺；款冬花能润肺下气，止咳化痰；枇杷叶、款冬花经蜜炙后，能增强润肺止咳的功效。三者合用，能清燥润肺、化痰止咳。

·注意·

肺虚寒咳者、体虚哮喘者忌用。

清燥润肺茶

饮用方法：每日1剂，早晚分服。

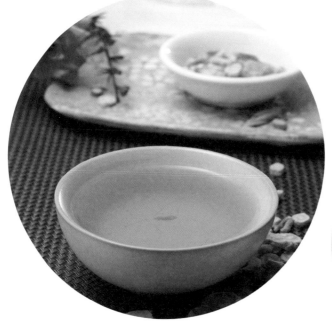

原料

百合 20 克，沙参、麦冬各 15 克，桑叶 12 克，雪梨皮、北杏仁各 10 克。

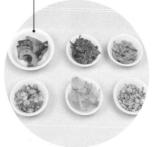

🍵 制作

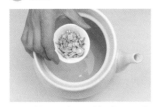

1．将百合、沙参、麦冬、桑叶、雪梨皮、北杏仁置于锅中。

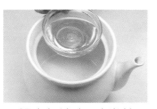

2．锅中加清水3碗半煎至剩1碗水。

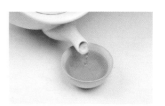

3．锅中再加清水2碗煎至剩半碗水，过滤盛出即可。

·功效·

麦冬、沙参、百合、雪梨皮均养肺阴而润肺燥；桑叶轻宣肺热；北杏仁宣肺降气。诸药合用，能清热、润燥、宣肺、止咳。

·注意·

寒咳、胃寒者慎用。

常用养生茶材功效索引

白茶

保健功效：

　　白茶中含有多种氨基酸，具有退热、祛暑、解毒的功效。

白花蛇舌草

保健功效：

　　白花蛇舌草能清热解毒，活血利尿，常用于扁桃体炎、咽喉炎、尿路感染等病症。

白萝卜

保健功效：

　　白萝卜味略带辛辣味，能下气消食、除痰润肺、解毒生津、和中止咳、利大小便。

百合

保健功效：

　　百合具有润肺止咳、清热、宁心安神之功效，对肺热干咳、眩晕、痰中带血、肺弱气虚等症均有良好的疗效。

百里香

保健功效：

　　百里香味辛，性微温，能祛风解表、行气止痛、止咳、降压，常用于感冒、咳嗽、头痛、牙痛、高血压等病症。

薄荷

保健功效：

　　薄荷能杀菌抗菌、清心明目。对流行性感冒、头痛、咽喉肿痛、牙龈肿痛等病症有很好的缓解作用。

荸荠

保健功效：

　　荸荠味甘、性寒，具有清热化痰、开胃消食、生津润燥、明目醒酒的功效。

陈皮

保健功效：

　　陈皮辛散通温，能行气宽中，用于肺气壅滞、胸膈痞满及脾胃气滞、脘腹胀满等病症。

大青叶

保健功效：

　　大青叶性寒、味苦，能清热解毒、凉血止血。主治外感热病、热盛烦渴、咽喉肿痛、口疮等病症。

淡竹叶

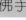

保健功效：

淡竹叶性寒，味甘、淡，能清热除烦，利尿。常用于热病烦渴、口舌生疮。

党参

保健功效：

党参能益气补气，适宜倦怠乏力、精神不振、食欲不振的脾胃气虚者。

地骨皮

保健功效：

地骨皮具有凉血、清肺降火等功效，常用于阴虚潮热、盗汗、肺热咳嗽。

番石榴叶

保健功效：

番石榴叶味苦、涩，性平，能燥湿健脾、清热解毒、降糖、降脂。

佛手

保健功效：

佛手具有芳香理气、健胃的功效，常用于肝胃气滞、胸胁胀痛等病症。

芙蓉花

保健功效：

芙蓉花无毒，花味淡，性微凉，有清热凉血、消肿、排毒的功效。

茯苓

保健功效：

茯苓性平、味甘，具有渗湿利水、健脾和胃、宁心安神的功效。

甘草

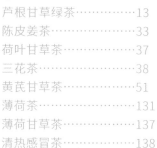

保健功效：

甘草补脾益气、止咳润肺、调和诸药，主治咽喉肿痛、胃肠道溃疡等病症。

橄榄

保健功效:

橄榄具有清热、利咽喉、解酒毒的功效，主治咽喉肿痛、烦渴、咳嗽吐血。

葛根

保健功效:

葛根能发表解肌、清利头目、解肌退热、疏肝解郁；能治伤寒、烦热消渴、泄泻、痢疾、高血压、心绞痛等病症。

枸杞子

保健功效:

枸杞子具有滋补肝肾、补虚生精、养肝明目、强身健体的功效，还能降血压、降血糖和血脂。

桂花

保健功效:

桂花具有止咳化痰、养生润肺之功效，常用于解除口干舌燥、胀气、肠胃不适。

桂圆

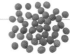

保健功效:

桂圆具有安神、滋补强体、补心、养血壮阳、益脾开胃、润肤美容等功效，主治失眠健忘、惊悸。

荷叶

保健功效:

荷叶具有消暑利湿、健脾升阳、散瘀止血、利尿通便、减肥瘦身的功效。

红茶

保健功效:

红茶甘温，具有提神消疲、健胃整肠、利尿、去油腻、延缓老化、降血糖、降血压、降血脂、抗癌、抗辐射、美容等功效。

红小豆

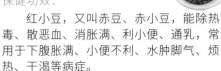

保健功效:

红小豆,又叫赤豆、赤小豆,能除热毒、散恶血、消胀满、利小便、通乳,常用于下腹胀满、小便不利、水肿脚气、烦热、干渴等病症。

红枣

保健功效:

红枣具有补中益气、宁心安神、益智健脑、增强食欲、养血滋补的作用。

茴香

保健功效:

茴香是集药用、调味、食用于一身的多用植物,用来泡茶,具有温肝肾、暖胃气、散结、散寒止痛、理气和胃的功效。

核桃仁

保健功效:

核桃仁有补肾、温肺、润肠等功效。

合欢花

保健功效:

患胸胁胀满、忧郁不解、失眠健忘的人,利用合欢花的解郁、理气、安神功用,可以改善症状。

黄茶

保健功效:

黄茶性寒,口感醇厚,能补心润燥、降火化痰、泻热通便、滋阴凉血、消肿止痛。

黄连

保健功效:

黄连是著名的中药,主要功效就是清热燥湿、泻火解毒。

黄芪

保健功效:

黄芪有益气固表、利水消肿之功效。用于治疗气虚乏力、慢性肾炎、糖尿病等症。

生姜

保健功效:

生姜能解表散寒、温中止呕、化痰止咳,有发汗、解毒、温肺等作用。

绞股蓝

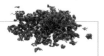

保健功效：

绞股蓝味苦，性寒，清热解毒、降血脂、降胆固醇。

金银花

保健功效：

金银花具有清热、解毒、润肺化痰、补血养血、通筋活络、抗病毒等功效，可治疗习惯性便秘。

菊花

保健功效：

菊花具有帮助睡眠、润泽肌肤、清肝明目、降低血压的功效。

橘红

保健功效：

橘红指去橘络后的橘皮，能理气调中、燥湿化痰。

苦丁茶

保健功效：

苦丁茶清香味苦，而后甘凉，具有清热消暑、明目、生津止渴、利尿强心、润喉止咳、降压减肥等多种功效。

苦瓜

保健功效：

苦瓜具有清暑涤热、明目解毒、养血滋肝、润脾补肾的作用。

连翘

保健功效：

连翘是清热解毒的中药，主治热病初起、风热感冒、发热、心烦、咽喉肿痛、急性肾炎等。

莲子心

保健功效：

　　莲子心具有清心去热、涩精、止血、止渴、平肝火、泻脾火、降肺火、消暑除烦、生津止渴等功效。

芦根

保健功效：

　　芦根为芦苇的根茎，性寒，味甘，能清热生津、除烦、止呕、利尿。

鹿衔草

保健功效：

　　鹿衔草能祛风湿、强筋骨、止血，常用于风湿痹痛、腰膝无力、月经过多、久咳劳嗽。

绿茶

保健功效：

　　绿茶具有提神清心、清热解暑、消食化痰、去腻醒酒、生津止渴、降火明目、抗氧化和镇静作用，可减轻疲劳。

麦冬

保健功效：

　　麦冬性寒、味甘，质润，有滋阴之功，能养阴生津、润肺清心。

玫瑰花

保健功效：

　　玫瑰花能降火气，调理气血，能促进新陈代谢、排毒通便、纤体瘦身、美容养颜、调节内分泌。

迷迭香
保健功效：

迷迭香具有减肥、消水肿、抗老化、抵御电脑辐射、提神醒脑、降低胆固醇等作用。

牛蒡
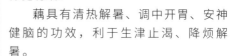

保健功效：

牛蒡有明显的降血糖、降血脂、降血压、补肾壮阳、润肠通便的功效。

木蝴蝶
保健功效：

木蝴蝶具有清肺利咽、疏肝和胃、美白肌肤、消脂瘦身的功效。

藕
保健功效：

藕具有清热解暑、调中开胃、安神健脑的功效，利于生津止渴、降烦解暑。

茉莉花
保健功效：

茉莉花具有抗菌、平喘、舒筋活血、健脾养胃、强心益肝。

枇杷叶
保健功效：

枇杷叶主治肺热咳嗽、气逆喘急、胃热呕吐、口干消渴、肺风面疮、粉刺。肺寒咳嗽及胃寒呕吐者禁服。

柠檬
保健功效：

柠檬能生津止渴、改善血压、缓和神经，帮助消化和分解体内毒素，滋润肌肤，促进血液循环。

苹果

保健功效：

苹果具有生津止渴、益脾止泻、和胃降逆、润肺除烦、养心益气、润肠、止泻、解暑、醒酒等功效。

普洱茶

保健功效：

　　普洱茶品性温和，对人体不刺激，还能够促进新陈代谢，加速身体内脂肪、毒素的消解和转化。

千日红

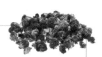

保健功效：

　　千日红能清肝散结、止咳定喘，可用于慢性或喘息性支气管炎、百日咳。

荞麦

保健功效：

　　荞麦中含有的生物类黄酮有抗菌、消炎、止咳、平喘、祛痰的功效。

人参

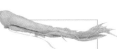

保健功效：

　　人参能补气养阴、清火生津，长期服用，能提神醒脑、生津止渴、调节平衡，提高机体的免疫功能。

肉桂

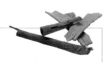

保健功效：

　　肉桂味辛甘，具有散寒止痛、活血通经、降血糖、降血脂的功效。能补元阳、暖脾胃、除积冷、通血脉。

桑白皮

保健功效：

　　桑白皮能泻肺平喘、利水消肿，常用于肺热咳喘、面目浮肿、小便不利等。

山药

保健功效：

　　山药有强健机体、滋肾益精、益肺气、养肺阴的作用。

山楂

保健功效：

　　山楂具有扩张血管、兴奋中枢神经系统、降低血压和胆固醇、利尿和镇静的作用。

生地黄

保健功效：

生地黄具有凉血清热、滋阴补肾、生津止渴等功能。

天花粉

保健功效：

天花粉能清热生津、消肿排脓，用于热病烦渴、肺热燥咳、内热消渴、疮疡肿毒。

丝瓜

保健功效：

丝瓜具有清暑凉血、解毒通便、祛风化痰、润肤美容、利水消肿、通经络、行血脉等功效。

田七

保健功效：

田七又名三七，有疏经活血、增强体质、促进血液循环、滋补、抗疲劳的功效。

酸梅

保健功效：

酸梅能敛肺止咳、生津止渴、涩肠止泻、安蛔止痛。

甜叶菊

保健功效：

甜叶菊低热量、高甜度，能生津止渴、降低血压。

乌龙茶

保健功效：

乌龙茶具有提神益思、杀菌消炎、解毒防病、消食去腻、减肥健美、降血脂、抗衰老等功效。

桃花

保健功效：

桃花可消食顺气，有减肥、美白祛斑、泻下通便、利水消肿等功效。

五味子

保健功效：

五味子能安神定志、调节肝肾、益气生津、补肾宁心。

玄参

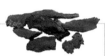

保健功效：

玄参能滋阴、降火、除烦、解毒，可治热病伤阴、舌绛烦渴、发斑、夜寐不宁。

薰衣草

保健功效：

薰衣草能够提神醒脑、增强记忆力、止痛、安神镇静、调节内分泌、美容养颜。

薏苡仁

保健功效：

薏苡仁具有利水消肿、健脾祛湿、舒筋除痹、清热排脓等功效。

银耳

保健功效：

银耳具有补脾开胃、益气清肠、安眠健胃、益肾补脑、润燥之功效。

银杏叶

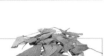

保健功效：

银杏叶常用来治疗冠状动脉粥样硬化性心脏病、高血压和心绞痛等病症。

泽兰叶

保健功效：

泽兰叶有清香味，有化湿开胃、强心、活血、行水的功效，适用于慢性心力衰竭引起的水肿等病症。

紫罗兰

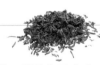

保健功效：

紫罗兰可以消除疲劳，帮助伤口愈合。

紫苏叶

保健功效：

紫苏叶能解表散寒、行气和胃。